U0199490

神秘的 103 教室

跟孩子谈预防近视

吕帆　瞿佳　著　　　著者助理　林温曼

黄鑫　绘　　　　　　　　　　刘新婷

人民卫生出版社

·北京·

眼帘山峰

泪水瀑布

瞳孔山洞

角膜奇妙屋

玻璃体沼泽

视网膜城墙

晶状体精灵

后房湖泊

写在前面的话

我家附近有一所非常漂亮的小学，在那里我结识了一位一年级小学生——林亮同学，他个儿小、机灵、热情、好问，大家都非常喜欢他，平时亲切地称他为"亮弟"。自从亮弟知道我是一名眼科医生，就有无数个关于眼睛的问题问我，比如：眼睛是怎么看到东西的；小狗、小猫、苍蝇、蚊子的眼睛是否和我们一样；为什么电影里面有人撞了下头，眼睛就看不见了……

这些问题中最让亮弟感到紧张的是近视。小舅舅因为体检时被诊断为近视，所以当特种兵的梦想破灭了；妈妈自从戴上眼镜，总感叹看起来不如以前漂亮了；学校篮球队队长是亮弟的偶像，经常戴眼镜上场打球，有一次抢球时碰掉眼镜，眼镜片碎了一地，眼角还被撞出了血；学校校长是高度近视，眼镜片厚得看起来是一圈一圈的，看不清校长的眼睛长什么样；最近，亮弟同桌也被查出近视了。

我们在亮弟所在小学开展了眼睛的健康普查，亮弟连忙参加了测试，发现视力很好，一切正常，非常开心。但是，我立刻提醒他，不能掉以轻心哦，引发我们近视的因素有很多，尤其是正在学习成长和身体发育中的小朋友，要特别注意。亮弟非常急切和好奇地问："快告诉我，我们应该怎样做才能更好地保护眼睛，远离近视呢？"

让我和瞿佳教授带着团队中的两位天才少女成员——林温曼，心里永远住着活力四射小精灵的眼视光研究生；刘新婷，随时准备着将眼健康知识传递给小可爱们的年轻近视专家，与喜欢探索的亮弟，一起走进眼睛的大世界，开启爱护眼睛的行动吧。

目录

总在

高速路上迷路

兜圈子的

妈妈

1

"我叫林亮，从小就喜欢观察这个世界。大人们都说我的眼睛炯炯有神，亮晶晶的，像视力检查达到 1.0 的小猪佩奇的眼睛，所以给我取名'亮亮'。我还有个哥哥，所以大家都亲切地喊我亮弟。我的妈妈是一名工程师，长发飘飘，说话时声音清脆，笑起来眼睛如同弯弯的月亮，还有一副爱帮助别人的热心肠，相当迷人，大家都喊她迷妈。"

"最近，我发现迷妈除了迷人，还出现了一个特殊的'毛病'——迷路！她每次开车上高速，该走分叉道路的时候，似乎总是会慢一拍，没有及时调转方向进入出口，只好在高速上兜了一圈又一圈，为此多走了许多弯路，浪费了许多的时间。"

"上周六，爸爸妈妈带着哥哥和我去爷爷奶奶家玩儿，这次呀，也是迷妈开车，而爸爸坐在副驾驶的位置'指导'方向。爸爸说，让我们和他一起仔细观察，找到迷妈最近会迷路的原因。"

"迷妈平稳地驾驶着车辆上了高速，和往常一样，没有出现不寻常的问题，但是当路过了几个可下行离开的出口时，我和哥哥终于发现了迷妈的不同之处。每当快要经过提示路牌的时候，她都要问一下爸爸上面写的是什么，距离出口还有多少公里。原来高速路上高挂的提示路牌，迷妈根本看不清，错过了及时调整方向盘的好时机，所以才会一圈又一圈地绕路。"

"我的眼睛出了什么问题吗？以前我都可以看得清提示路牌的，但是最近我看路牌越来越吃力，甚至有时候因为速度太快，没来得及辨认出来就已经错过了指示路牌，同时，我还发现盯久了指示路牌会觉得眼睛酸酸的，有不舒服的感觉，是不是我的眼睛出现了问题，提示我要去治疗呢？"迷妈也意识到了这个问题。于是第二天，迷妈赶紧去了医院，经过一系列检查之后，医师诊断说，迷妈这是患了近视眼。

"原来这就是近视呀，得了近视真烦恼啊！"

"听说隔壁邻居龙哥前段时间也被检查出得了近视，在路上遇到朋友或熟悉的人，因为看不清楚，常常错过和他们打招呼，所以大家在私下里给他取了个绰号叫'不理人'。渐渐地，大家平时走在路上也不再跟他打招呼，为此他烦恼了好久，还来找过我为他出谋划策。"

"学校艺术团舞蹈队的小依姐姐'舞艺'高超，虽然只比我高了两个年级，却已经是舞蹈队的台柱子了。但是上次看她演出的时候，只见她一不留神，没看清地板上的舞台道具，差点把装饰用的彩色灯泡当作彩带给踩了下去，幸好她随机应变的能力强，增加了一个小跳步把失误遮掩了过去，没有造成严重的演出事故。当时真的为她捏了一把汗，后来听说她也被诊断为近视了，演出的时候都要戴着隐形眼镜才行。"

"贾超凡哥哥是我在学校里最崇拜的偶像，因为他是我们学校篮球队的队长，球技太厉害了，所以被大家封为'小詹姆斯'。只是几个月前的一次友谊赛，他戴眼镜上场打球的时候，因为防守太激烈，眼镜被甩了出去，导致看不清方向撞上了对方球员，眼角受了伤，从那以后他因为要静养就很少打篮球了，这让我感到非常惋惜。"

"我最喜欢的小舅舅，从小就把迪迦奥特曼当作自己的偶像，立志长大后做一名特种兵，像迪迦一样骁勇善战、保护弱小、保卫国家、报效祖国。结果在选拔考试的时候，因为近视导致体检不合格，失去了完成梦想的机会，现在还为这件事而遗憾不已。"

"看来得了近视以后，不仅会产生像迷妈一样迷路的毛病，影响到日常的生活，还会像龙哥一样与他人产生误解，甚至可能会像小依姐姐、超凡哥哥和小舅舅一样，影响到对个人爱好和人生梦想的追求，真是令人烦恼呀！"

"关于近视，我还有一段神秘的冒险经历，在那段经历里，我好像是在现实，又好像是在梦里，我看到了亮弟，也就是我自己，坐在教室里，又在密室里，我要在这本书里好好给你讲一讲。下面的故事里，你读到的那个亮弟，就是我喽。"

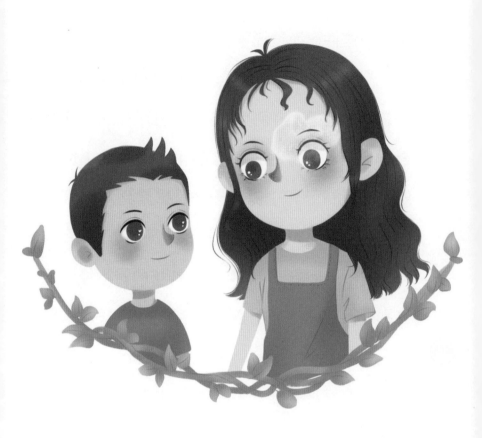

学校里面

有一间

神秘的

教室

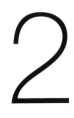

2

星期一的上午，班主任林老师高兴地走进教室，神秘地对同学们说："第一节课下课后大家在教室门口排好队，老师带大家去 103 教室做一个神秘测试，好不好呀？"

林老师话音刚落，副班长路小仙就举手提问："林老师，是不是要给我们做视力检查的小游戏呀，昨天我听姐姐说，她们下课后就去了

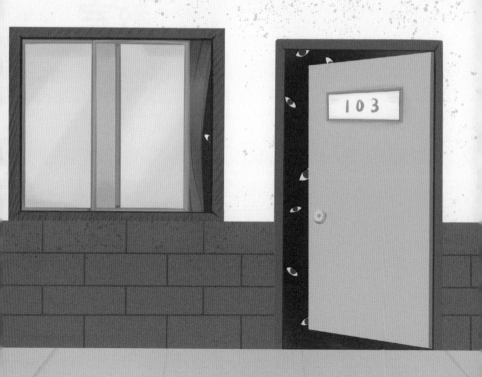

103 教室，看到很多穿白大衣的叔叔和阿姨，叔叔阿姨带着她们做了游戏，她们看了一个会弹出字母的机器，还有一个会显示小房子的机器。回家后，妈妈就知道姐姐的眼睛有没有变成近视了。林老师，我们也是去做视力检查吗？"

听完路小仙的提问，林老师微笑着回答："看来小仙同学已经从她姐姐那里对我们等一下要进行的视力检查流程有了一定的了解，那么还有其他人对视力检查有了解吗？"

只见大家你看看我，我看看你，纷纷摇头。

"亮弟，你不是说前几天陪妈妈去医院做检查，然后迷妈被诊断为近视了吗，那你知道林老师说的'视力检查'是什么吗？"亮弟的同桌刘子辉听到林老师发问以后，连忙悄悄地戳了戳亮弟，两个人小声地交谈了起来。

"视力检查？我妈妈前几天确实去医院做了检查，并且还教会了我怎样看视力表，但是我不知道这个跟 103 教室的检查是不是一样的，还是先等林老师介绍一下吧。"亮弟回道。

只见林老师打开 PPT，告诉大家，今天上课的内容就是教会大家如何顺利地配合视力检查。然后她打开了一张幻灯片，上面出现了一个长条形的图片，白底黑字，画了许许多多方向不同的"山"字。林老师指着这张幻灯片问道："有人知道这些山字是什么吗？"

看到熟悉的视力表，亮弟赶紧举起了他的小手。

林老师高兴地说："看来我们的亮弟知道，亮弟是第一个举手回答问题的同学呢，那么我们就请亮弟来给我们讲讲这是什么。"

亮弟有些不好意思地挠了挠头，说道："其实我也不是很清楚，但是上周日我陪妈妈去医院检查眼睛的时候，曾经见过这个东西，妈妈说这叫视力表，需要站在距离它5米的位置，

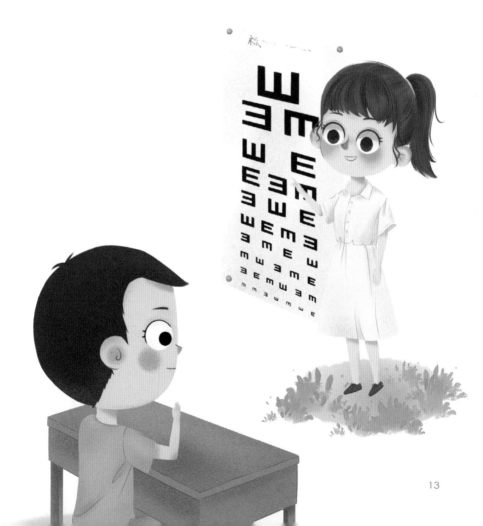

测试我们眼睛的视力。林老师，你说我说的对吗？"

"非常对，这就是'视力表'。那么亮弟，你知道怎么完成视力表的检查吗？换句话说，你知道怎么辨认这个表上的'山'字或者说是'E'字的方向吗？"

"妈妈让我把手掌举起来，掌心朝外，这上面的'山'字，就跟我的小手掌一样，'山'字的尖儿就像我的手指尖儿。如果是一个正立的'山'字的话，我要告诉检查的阿姨这个字的方向就是我的手指尖朝向的方向——向上。如果阿姨指向的'山'字向右倒了 90 度，对应的是我把手掌也右倒 90 度，手指尖儿就朝向我的右边了，这时我应该告诉阿姨我看到的方向是向右。一样的道理，我还能看到向下和向左的方向。如果阿姨指到了一个我辨别不清楚方向的"山"字的时候，我应该先认真地再好好辨别一下，如果还是辨认不清，就跟阿姨说看不清楚，阿姨就会告诉我视力检查的最终结果。"

"太棒了！"林老师走到了亮弟的身边，拍了拍他的肩膀说道，"亮弟同学说的完全正确，出乎了我的意料，老师要奖励你一朵小红花，那么其他同学都听懂了吗？下面我们就按照亮弟刚刚说的方法，拿出我们的手掌，一起来学一学怎么辨别视力表上的方向好不好？"

同学们纷纷点头应好，并跟着林老师的讲解学了起来。

正当大家学会了方法，开始互相测试的时候，刘子辉又提出了一个问题："亮弟，刚刚路小仙说她姐姐在 103 教室除了要看'山'字，还要看一个小房子，你知道那是什么吗？"

这下可难倒了亮弟："这个……我也不知道。虽然我那天看到迷妈还把头伸进一个机器里面做检查，但是我没看到里面有什么东西。我问迷妈，她只说里面有喜羊羊的青青大草原，还有小红帽外婆住的红房子，还说等我长大了就可以做这个检查了。所以我也不知道路小仙说的小房子是什么，和我妈妈说的是不是一样，要不然我们问问林老师吧。"

"好呀好呀，那我们问问林老师，看我们是不是也要做小房子的检查，听起来很好玩的样子呢。"于是刘子辉兴奋地举起手，叫来了正在解答同学们疑惑的林老师。

"子辉同学有什么疑问吗？"林老师笑眯眯地问道。

"林老师，刚刚路小仙说她姐姐除了看'山'字的小房子以外，还会看另一个房子，我们也要看吗，那又是个检查什么的呀？"

"不愧是我们的子辉同学，能够主动提出新的疑问，真棒！老师也奖励给你一朵小红花。不错，除了视力表，还会有一个检查的仪器叫做'电脑验光仪'，来检测大家的眼屈光度。简单来讲，也就是如果你近视了，用这个仪器可以知道你近视的具体程度，你们经常听说某某同学近视了多少度，这个仪器检测的结果是近视度数数值的来源之一。等会儿大家做检查的时候，在电脑验光仪里面会看到一个小房子，有时候你能看清它，有时候你可能会觉得看不清，这个时候并不需要你做其他的操作，只需要睁开你们明亮的小眼睛，一直盯着这个小房子看就行了，然后就能得到大家眼屈光度的初步结果啦。"

"那么林老师，为什么看小房子就能测出我们近视的程度呢？这个小房子有什么特别的地方吗？是像艾莎公主的城堡一样，还是像白雪公主的小木屋一样呢？"路小仙随后问道。

"这真是个好问题，只是非常可惜的是，老师暂时也不知道。"林老师遗憾地说道，"不过呀，听校长说，过几天他会请他的好朋友吕医生来为大家讲讲有关眼睛的一些小知识，回答大家的疑问，所以如果你们现在有什么问题都可以记录下来，等她来了请她告诉你们，你们学会了以后来教教我，可以吗？"

"好！当然可以！林老师到时候我来教你！"

"肯定是我来和林老师说，我上课听讲最认

真了！"

"那到时候我多问一些问题，就能多知道一些小知识了，林老师你一定要等我来告诉你呀！"大家都争先恐后地应道。

"好好好，一个都不会落下的，来教我的小朋友都能获得一朵奖励的小红花哦。"

"铃铃铃……"，下课的铃声响起了。

"哎呀，时间过得太快了，已经下课了，那我们就由今天回答问题最棒的亮弟同学当小队长，由对检查流程熟悉的路小仙当副队长，剩下的人排成两列纵队，现在去 103 教室进行视力检查吧。"林老师说道。

"好！"伴随着声声响亮的回答，大家纷纷起身，鱼贯而出，去门口排起了两列纵队，在亮弟和路小仙的带领下去了 103 教室。

到达 103 教室门口后，大家果然看见了许多穿红马甲和白外套的叔叔阿姨。校医白老师给了大家每人一张纸，上面有大家各自的名字和条形码。同学们一个个按顺序充满期待地走进了"神秘"的 103 教室。

走进教室一看，今天的 103 与往常好像也没有什么太大的不同，只是多了两排台式的机器。作为小队长，亮弟首先接受了检查，走到第一排的机器面前，"滴"的一声，一位老师朝他的条形码进行了扫描。

"这位小朋友，你会看视力表里字母的方向吗，需要我教你吗？"检查老师问道。

"会！刚刚林老师在课上教我们了，我每个方向都认得又快又准呢！"亮弟骄傲地说道。

"哇，你这么厉害呀，真棒！那我们就直接

开始了哦，让我来看看你是不是真的掌握了。"

说着，检查老师启动了第一台机器。

亮弟伸头看向机器里面，果然是和之前在

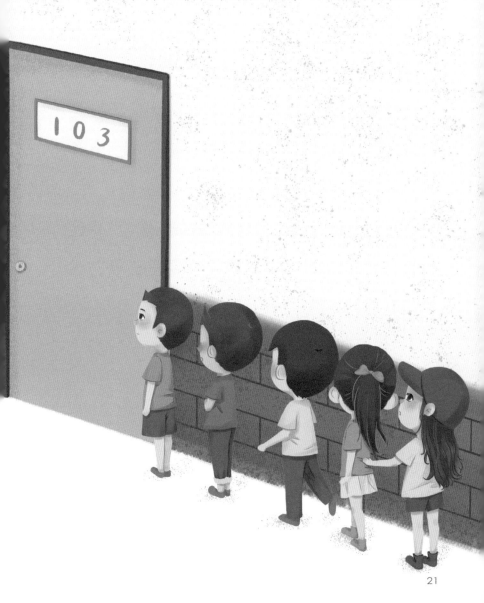

医院看到的不同方向的"小山"一样，和林老师在课上给的图片也差不多，大大小小、不同方向的山字在机器上依次出现。出现一个"山"字后，亮弟用手指指认了一下方向，神奇的是，小山马上变小了，还换了一个方向，每一次的指示操作，都会使得字母变化，真有趣呀。大约 5 秒钟后，检查完成，老师指引亮弟去了第二排设备的地方。

另一个老师扫描了亮弟的条形码，然后让他把下巴放在机器的颌托上，朝里面看，果然，里面出现了一个小房子。

"你看到一座有着红屋顶的小房子了吗？"检查老师问。

"看到了！真的有一个小房子，在一片草原上面，屋顶是大红色的，红屋顶再往上就是蓝蓝的天空，真蓝呀，像蓝精灵的皮肤一样蓝。红房子下面是一整片草原，咦，看起来真像是喜羊羊、美羊羊住的青青大草原呢！"

"是的，你仔细盯着红屋顶小房子看哦，看看有没有喜羊羊出来跟你打招呼好不好？"检查老师笑着对亮弟说。

在随后的时间里，亮弟看到里面的小房子，从清晰慢慢变得模糊，又从模糊变得清晰，测完了一只眼后又紧接着开始了另一只眼的检查。

"看到喜羊羊了吗？"负责检查的老师问。

"没有，只看到了红房子。"亮弟高兴地说。

"哈哈哈，正巧，老师这里还有喜羊羊的贴纸，奖励给你。今天你的表现很好，给你们班的同学开了个好头，起到了带头的作用。你看，跟随着你的示范，你们班小朋友配合得也都很顺畅。"

"那是因为我们的班主任林老师教得生动又形象，所以大家都很快就学会了怎么配合刚刚的检查。"亮弟高兴地说道。

"是的，也要好好表扬你的老师。对了，这张纸你要收好哦，这上面有你的信息，放学回去后记得拿给妈妈，她用手机扫描一下就能看到你今天的检查结果了，包括你这次测量出来的视力和眼屈光度的结果。"

"好的，谢谢老师！"

"近视检查真快呀！"亮弟这样想道。在15分钟的课间时间里，亮弟所在班级的四十位同学全部完成了视力和屈光度的检查，像来时一样，由亮弟和路小仙带领着队伍回到了班级，继续着一天的学习和生活。

回家后，亮弟跟迷妈分享了今天的"奇遇"，迷妈迫不及待地拿出手机扫了扫亮弟带回来的二维码，紧接着手机上就显示出了今天的眼睛检查结果，迷妈粲然一笑说："不愧是我们的亮亮小宝贝，你的眼睛很正常，没有出现近视的情况，妈妈今天给你做点好吃的奖励一下，想吃什么？"

"想吃红烧排骨、糖醋鲤鱼、大闸蟹……"

眼科医生

带来了

一架老式

照相机

3

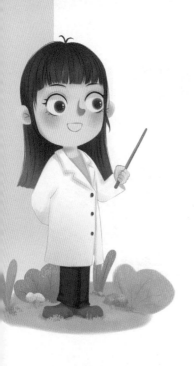

"嗒、嗒、嗒……"走廊上响起了一阵欢快的脚步声，紧接着就看到林老师愉快地走了进来，带着她标志性的、有点神秘感的微笑。走到讲台前，她说："同学们，昨天的近视检查游戏有趣吗？还记得老师昨天说过，这几天会为大家请来校长的好朋友，一位眼科专业的医生为大家讲解眼科方面的小知识吗？告诉大家一个好消息，今天我们非常有幸地请到了这位神秘嘉宾——吕医生！下面的时间吕医生会为大家详细讲解有关于眼睛的小知识，比如眼睛是什么样子的、近视的原理等。如果大家最近有关于眼睛的小问题，不明白不理解的，都可以问吕医生，她会仔细给大家讲解，大家说好吗？"

"好！"大家异口同声地回答。

话音刚落，就听到"吱"地一声响，只见教室的前门打开了一条缝隙，然后探进了一个笑眯眯的脸庞，说："同学们准备好跟我一起探索我们的眼睛了吗？准备好了的请举手哦。"

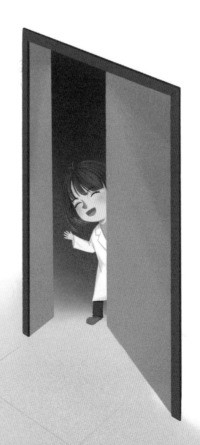

看到所有小同学都举手后，她才打开门，推着一个小皮箱慢慢地走了进来。

"同学们好，我是今天小小科学课的带教老师，你们可以叫我吕老师、吕医生，或者也可以叫我吕队长，因为等一下我将作为探险队长带领大家探索有关我们眼睛的奥秘。那么在开始之前，我想知道，大家对眼睛的了解有多少呢？你们认识到的眼睛是什么样子的，或者说你们知道眼睛的形状、颜色，以及作用吗？"

"吕老师，我知道！"只见亮弟迅速地举手回答，"我觉得每个人眼睛的形状不是固定不变的，而是会随着心情发生变化的！比如我的妈妈，当她心情好的时候，笑起来眼睛就像月牙一样弯弯的，十分好看；当她发现我没写作业的时候，眼睛又会像我爱吃的'龙眼'一样，瞪得又大又圆；

而上周末她带我去看电影《你好，李焕英》的时候，她的眼睛又哭得只剩下一条窄窄的缝。所以我觉得，人的眼睛是会变化的，对吗？"

吕老师听完以后，对亮弟竖起了大拇指，说道："亮弟小朋友的观察非常细致，能观察到身边人的眼睛随着情绪的波动而产生变化，这点值得鼓励。那么我想问，如果一个人不笑也不哭的时候，他的眼睛是什么形状的，有人知道吗？"

"圆形的，我看的动画片《小猪佩奇》里佩奇的眼睛是圆圆的，好像 1 元硬币那么圆。"马大状说道。

"不不不，我觉得没有那么圆，我看《冰雪奇缘》里艾莎公主的眼睛好像是椭圆的。爸爸说她的眼睛最贴近我们人的眼睛了，所以应该是椭圆形的才对！"林美佳说道。

"不对，我觉得应该是和乒乓球差不多的球形，我的妈妈是医生，上次她帮我做刺客伍六七（网络动画中的人物）的人偶时，用了乒乓球当作刺客的眼睛。当时我就问妈妈为什么用乒乓球，她说人的眼睛和乒乓球最像了，都是球体。"丁小诚说道。

就在大家各执一词的时候，路小仙举起手说道："吕老师，我觉得他们说的都有道理，但我听了那么多还是不知道人的眼睛到底应该是什么样子的，您能给我们具体讲讲吗？"

只见吕老师微微一笑，打开了她的小皮箱，拿出一个模型，给同学们边展示边说："我们的眼睛又叫眼球，顾名思义，它就像球体一样。乒乓球的形状就已经很接近它的样子了，但是它们之间还是存在一定的不同。这个呀，是我带来

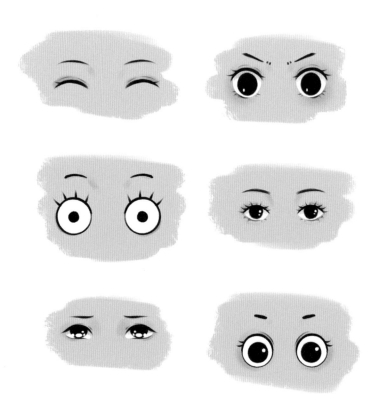

的第一个秘密法宝——眼球的仿真模型。刚刚丁小诚同学说的很接近答案了。像我手头上的这个模型，大家仔细观察一下就会发现它前后的距离比上下的距离稍长一点儿，所以眼球并不完全是一个球体，同学们传着看一下，看看是不是像我说的这样。"

"亮弟你看，这个仿真模型真的好像一个球哦，但是我感觉把它拿在手里好像比乒乓球要重一点，但又没有篮球、排球那么大。你看，这里面还有东西，黑色的、透明的、后面好像是红红的，你说这些都是什么呀？"刘子辉拿着仿真模型边研究边说道。

"吕老师说这个是眼球的仿真模型，那这些东西应该也是我们眼睛里有的东西吧！"亮弟回答道。

"不错，亮弟同学回答对了！"走到同学们中间的吕医生听到亮弟的回答后说道。

"别看我们的眼睛很小，但是内藏玄机，由我们宝贵的不可再生的角膜、白色的巩膜、包在眼球里面的透明的晶状体、玻璃体，还有深深藏在眼睛底部的一片感受光线的神经网络——视网膜等部分组成，但它们是怎么配合工作的，我们又是怎么通过眼睛既能看到窗外的大树又能看清眼前的课本的呢？下面我就要给大家展示第二样法宝，有人知道这是什么吗？"

"这个好像是以前的照相机！"丁小诚推了推眼镜说道，"之前跟爸爸妈妈去博物馆的时候，讲解员阿姨带我们参观过一个跟这个长得很像的机器，说是以前的照相机，后面好像还要放上去胶片，才能照出照片来。"

"丁小诚同学说的没错，这是一台老式照相机，那么有人知道这种照相机由哪些部分组成，是怎么工作的吗？"

只见刘子辉高高举起了手，生怕被丁小诚再次抢答，"吕老师，吕老师，我知道！我的舅舅是摄影师，过年的时候我向他请教过，前面那个大大的是照相机的镜头，通过旋转镜头可以调节对焦，还要根据环境光线手动调整光圈，这样就能控制进入照相机的光线，从而照出不同的照片。后面的那部分叫做底片，老式的照相机需要放胶卷，但是现在的数码照相机已经不需要了，老师你说我说的对吗？"

"不错，子辉同学懂得这么多，已经是一个入门的摄影家了。那么大家对比来看这两个模型，有没有发现，其实眼球模型和照相机很像呢。我们黑眼珠的表面覆盖着一层透明的角膜，眼睛最外面的角膜和眼睛里面的晶状体（一个凸透镜模样的透明结构）都是光线进入眼内的通路，相当于照相机的镜头。角膜非常珍贵，如果损伤了角膜的深层，就会留下永久性的瘢痕。有的小朋友戴角膜塑形镜，如果不注意卫生的话，就可能引发角膜感染，进而损伤到角膜。"

"可能有同学问了，角膜怎么是透明的呢？明明有黑颜色呀。错啦，黑颜色不是角膜的颜色，而是角膜里面的那层虹膜的颜色。虹膜就像一层'彩色贴纸'，贴在角膜的后面，虹膜上含有色素，中国人多是黑色或褐色，西方人有的是蓝色或者绿色，这层'贴纸'是什么颜色，我们眼睛的瞳孔看上去就是什么颜色。虹膜里有一些平滑肌，这些平滑肌会控制黑眼珠中间那个孔洞（瞳孔）的扩大和缩小，进入眼睛的光线数量随之变化。你看，人眼是不是很像照相机的光圈，光圈变大，进光量变多，光圈变小，进光量减少。"

"光线再往眼睛里面走，就遇上晶状体和牵拉着晶状体的肌肉（睫状肌），相当于自动化相机的自动对焦系统。"

"眼睛底部的这层神经网络——视网膜，相当于照相机的胶卷底片，外面的景色经过前面一系列的变换，最后成像在底片上，就得到一张我们想要的照片，所以底片的质量也会影响成像的质量。简而言之就是镜头、对焦、底片都会影响到最终照片的效果。"

"原来是这样，照相机就是模仿我们的眼睛造出来的呀！"

"原来我们的眼睛是这样帮助我们看到外面的物体的呀。"同学们听完吕老师的介绍后纷纷恍然大悟，表达出自己的惊讶。

"现在再问一个问题，我们来看看哪位小小知识王能回答出来，有人知道我们常说的近视是什么吗？"

"我知道！近视不就是看远的东西模糊，看近的东西清晰嘛。我的同桌丁小诚就是近视，如果他不戴眼镜，就看不清黑板上的字，而且看书需要凑得很近才能看得到。"文小吉举手说道。

"那你知道，你的同桌为什么摘掉眼镜就看不清楚黑板上的字吗？近视的原理又是什么呢？"吕老师循循善诱地问道。

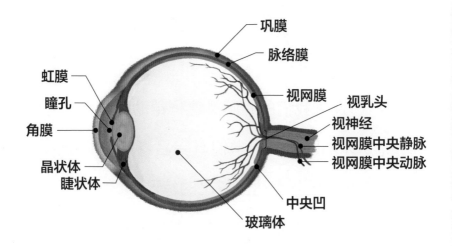

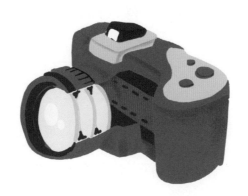

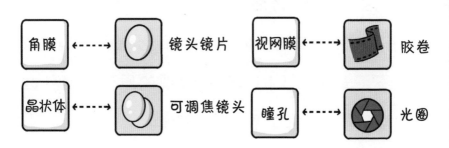

"这个……我不知道。"文小吉低下头说道。

"没关系的，你发现你同桌看远处看不清，看近处能看得清，已经是发现近视的一大特征了，老师要先表扬你善于观察。那丁小诚，你知道你的眼睛是哪里发生了变化，导致你不戴眼镜就看不清黑板上的字吗？"

"吕老师，这个我也不知道。我的爸爸妈妈都有近视，而且我很小的时候就在医院检查出来有近视了，所以以前我以为近视是人人都有

正常眼中的妈妈　100度近视眼中的妈妈　300度近视眼中的妈妈

的，现在发现并不是这样，我也没有想过为什么我会近视。"

"还有其他同学知道什么是近视吗？现在大家回忆一下我刚刚对照相机和仿真眼球模型的介绍，如果我们想要拍出一张清晰的照片，那么我们需要让光通过前面透明的镜头到达底片上成像，那什么时候呈现在底片上的会是模糊的景色呢？"吕老师继续启发大家。

"可能没有对好焦，没有对好焦的照片出来就是模糊的，我表哥告诉过我，而且他说，等我到了初中就会具体学到光学这一部分的知识了！"刘子辉回答道。

"太棒了，子辉同学平时累积的知识已经可以初步迈进小小摄影师的中期学习阶段了。没错，当对焦不准，成像在底片前面或后面的时候，底片上都会是模糊的景象，如果成像在底片前面，就称之为'近视'，如果是成像在底片后面，就称之为'远视'。和我们的眼球相对应，如果光经过前面的'镜头'，成像在视网膜的前面，那么这时候视网膜上就会是一个模糊的光斑，于是我们就会出现近视。"

"老师，相机调焦就是调节距离，如果底片与清晰成像的点的位置重合，就是清晰的；如果底片距离远了，就会模糊。"亮弟思考了一下答道。

"没错，亮弟同学说的情况是指我们的'底片'，也就是眼球里的视网膜发生了后移。这时眼球的前后距离变大，也就是眼轴增长，远处的影像就落在视网膜前面了，所以近视的同学看不清远处的物体。同学们看一下这张眼球前后径增长的图就可以直观地感受到。"

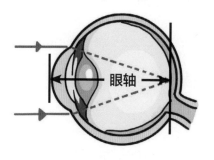

正常眼

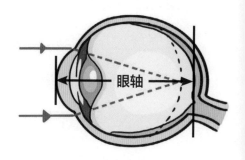

近视眼

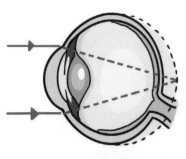

远视眼

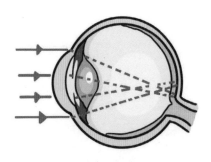

散光眼

"为什么视网膜发生了后移呢？这是因为，从人类进化的角度看，眼睛是为了看清楚远方的，比如狩猎时代，那些看远方的猎物看得清楚的人能更好地活下来，所以我们的眼睛也逐步适应了看远方的物体，远处的物体通过晶状体的折射正好落在视网膜上。随着文明的发展，现代人看近处的时间多了，比如书本、电脑、手机，我们每天要盯着手机或书本长达几个小时，为了看清楚上面的小字，我们的眼睛要努力工作，拉着晶状体的睫状肌收缩，晶状体要变得更凸才行。不仅如此，我们来看下面这幅图，近处的影像通过晶状体的折射以后，容易落在视网膜后方，为了让眼睛适应看近处，眼睛的前后径就慢慢变长了，但是这样一来，就会损伤眼睛看远处的清晰度，因为远处的物体成像会落在视网膜前面。"

近视眼是如何产生的?

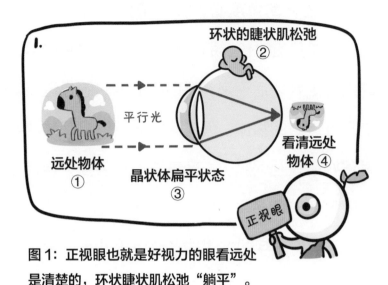

图1：正视眼也就是好视力的眼看远处是清楚的，环状睫状肌松弛"躺平"。

图2：正视眼看近处时，睫状肌继续"躺平"就不行了，会看不清近物，这时睫状肌会收到"开工"指令。

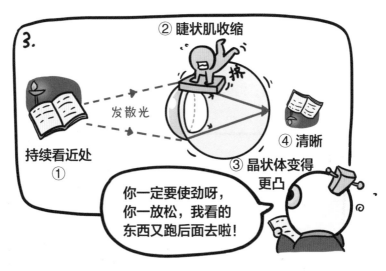

图3：正视眼看近处，为了看清近物，睫状肌收缩后，晶状体变凸起来了。这样，才能看清近物。但是不要看近物持续太久哟！看近物持续时间太久，就可能出现图4的情形。

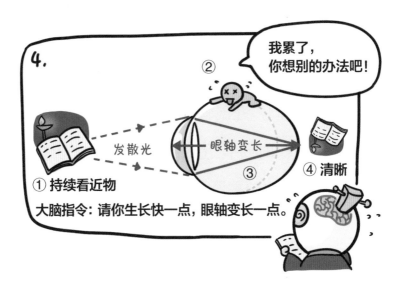

图 4：看近处持续时间太久，睫状肌"累趴"，长此以往，眼球前后径变大（眼轴变长），这样才能适应长期看清近物。这就是近视的诞生过程。同学们要在图 3 变为图 4 这个阶段阻断它，方法就是在日常生活中养成良好的用眼习惯（如合理的读写姿势、恰当的环境照明、充足的户外活动等）。

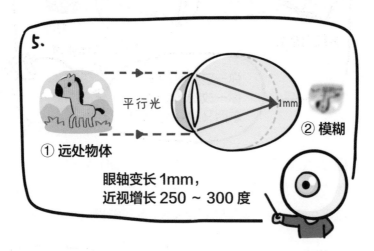

5.

平行光

1mm

② 模糊

① 远处物体

眼轴变长 1mm，
近视增长 250 ~ 300 度

图 5：近视眼。眼轴变长以后缩不回来，近视眼的眼轴病变不可逆，近视后看远处的物体是模糊的。

　　"同学们，近视就是这样一步步产生的。近视跟我们长时间看近处的用眼习惯密切相关，当然也与遗传因素有关系。"

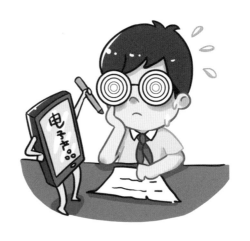

　　"也就是说，如果同学们不注意用眼习惯，趴着写作业、玩手机，或者长时间看近物、光线不足、不能定期到户外活动，眼睛就会发生上面的变化，慢慢地就看不清远处的黑板了。同样，如果书本上、试卷上的字号过小，看手机和平板电脑的时间过长，也会增加近视的发病率。"

　　"原来，近视的奥秘在这里。"

密室

历险

4

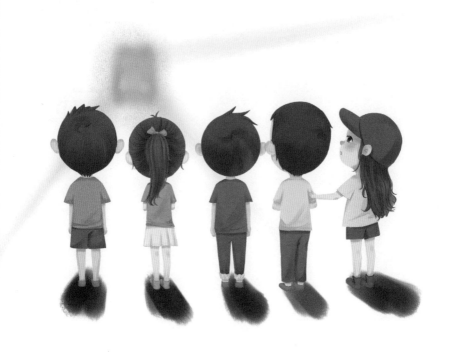

　　这天晚上，做完作业的亮弟正在阅读白天吕老师给的近视科普书，读的正兴起，只见眼前突然出现了一个黑洞，"咦，这是什么，是我眼花了吗？"，亮弟揉了揉自己的眼睛，发现面前的黑洞不仅没有消散，反而一步步扩

大。在好奇心的驱使下，他用手向前探了探，只感觉到一股强大而无形的力量，穿过黑洞，向亮弟扑来，一瞬间，他便被卷进了黑洞中的世界。

"嘀，知识探索之近视密室已加载完毕，欢迎 5 号小勇士的到来，请到入口处与剩下的小伙伴集合哟。"只听到身边响起了一阵机械的播报声音。随着眼前的迷雾散去，亮弟发现自己身处一片黑暗的空间。不远处，似乎有一些光点在隐隐地闪烁，那就是刚刚说的入口吗，亮弟犹豫了一下：是否该去那里看一下呢？

"亮弟！亮弟快过来，还愣着干什么，快过来集合呀！"只见距离最近的一个光点里，亮弟的好兄弟刘子辉正热情地挥着手向他打招呼。

听见好兄弟的召唤，亮弟的身体仿佛受到一股力量的驱使，不自觉地向着那个光点跑去。"子辉，你怎么在这里呀，这里是什么地方，你在这里做什么呢？"亮弟好奇地问道。

"亮弟，你不记得了吗？我们是身体奥秘探险队的成员呀，我、路小仙、丁小诚、林美佳

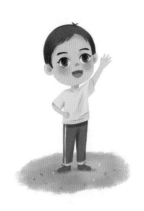

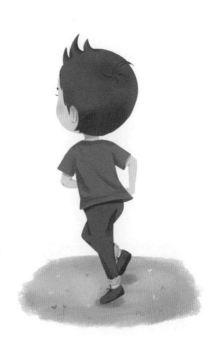

都在这里等你好久了，只等你归队就可以开始探索这座我们期盼已久的近视密室了，快跟上我去找大家集合吧。"

"等等，子辉你在说什么，我怎么有些听不懂，什么是近视密室，我们又为什么要探险呢？"

"亮弟你忘记了吗，103教室里藏着一个暗道，通往近视密室，听说探索过这座近视密室的人，都能对眼睛结构有进一步的了解，表现优秀者还能获得不会近视的奖励呢。于是你申请了近视密室的探险权限，一起报名的还有我、丁小诚他们。今天密室开放了，我们终于要实现探险的愿望了，你怎么突然好像什么都不记得了呢！"刘子辉回答道。

近视密室的探险？亮弟的脑海中隐隐约约涌出一些记忆，探索人体眼睛的结构，解答近视的奥秘吗，太好了！刚刚在看吕老师给的科普书的时候，正有一些想不明白的地方，估计探索完这个迷宫应该就能解答我心中的疑惑了，亮弟心想，于是转头对刘子辉说道："子辉，那我们现在就出发吧，你知道往哪个方向去吗？"

"嘘，静下心来，你听见了吗？远处传来的哗啦啦的水流声，那里就是密室的入口——'眼帘山和泪水瀑布'，小伙伴都已经在那里等着了，我们快去集合吧！"

于是亮弟跟着刘子辉循着水声向前跑去，果不其然，只见随着他们的跑动，眼前视野逐渐开阔。一座巨大的山峰赫然屹立在面前，清澈的流水从高处落下，微风吹过，使得面前如雾如烟。不一会儿，风儿停止它的舞动，眼前迷雾散去，亮弟仔细一瞧，竟发现面前的山峰是黄色的，像阳光照耀下皮肤的颜色一样，伴着飞溅上去的水花，隐隐反射出"眼帘山"的字样。山峰上成团成簇地生长着一丛丛黑色草团，离得近了便能看到"睫毛草丛"的指示标牌。而就在山脚下，路小仙、丁小诚和林美佳正翘首以盼亮弟和刘子辉的到来。见到伙伴们熟悉的身影，亮弟三步并作两步兴奋地向前跑去。

"你们终于来了，那我们快点开始吧，我都等不及要去探险啦。"丁小诚看到亮弟和刘子辉到来忍不住催促道。

"诶，别急，先让亮弟也熟悉一下探险规则我们再走。"路小仙连忙拦住要启程的丁小诚说道。

这时，亮弟才发现，伙伴们的身后还立着一块指示牌，上面写着：近视密室大探险——欢迎各位小勇士们的到来，即将要进行探索的近视密室为一巨大的仿生眼球，想要通关这个密室需经过三道关卡，关卡由系统根据勇士的知识记忆随机分配，根据各关通关条件的限制，每位勇士可有1~3次答题通过机会，超过次数限制后将会当场石化，直至同一场次的勇士中有人顺利通过全部关卡，方可获救。每一关卡所需知识或任务道具都散落在密室的各个角落，只有勇敢、善良、细心、有合作精神的勇士才能笑到最后，收获相关的知识，获得成长，那么，这位勇士，你准备好加入这场探险了吗？

看完指示牌上的内容，亮弟对这个密室有了基本的了解，对通关的规则也心里有数，于是他向大家点头示意道:"伙伴们,我准备好了,现在我们该往哪里走呢?"

"这个我们刚刚研究过了。"路小仙领着亮弟向前走去,只见她蹲下身,捧起一掬水,洒向面前的空地,在阳光的照耀下,地面上也好似泛着彩光。不一会儿,那彩光好似有了生命,左右移动了起来,片刻之后,动静消失,再看那地上的彩光,竟已拼成了一句话,上面写着:穿过这道"泪水瀑布",开始你的探险之旅吧!

"原来如此,看来只有具备勇气的人才能开始这场探险。小伙伴们,既然已经找到前进的方向,那就让我们出发吧!"亮弟说道。

话音刚落,大家纷纷向前走到了瀑布边,紧接着,五位小伙伴的脑海中同时响起了一句话,"近视密室大探险,你真的准备好了吗?"

"准备好了！"五位小伙伴异口同声地说道。"三，二，一！"正当大家齐声喊着准备起跳的时候，周遭场景突然变换，"眼帘山峰"与"泪水瀑布"消失不见，取而代之的是一座全透明的圆形小屋。

紧接着，空中传来了一阵语音播报：欢迎各位勇士来到第一关——角膜奇妙屋，角膜是我们眼球壁外层前部的透明部分，具有良好的折光作用，是光线进入眼睛的第一道关卡哟！现在，就让我们进入角膜奇妙屋探索第一关的通关任务吧！需要注意的是：由于角膜内含有丰富的感觉神经末梢，所以对于各种刺激与损伤都非常敏感，小勇士们小心探索哟。

别看角膜奇妙小屋外表看起来小巧可爱，内里却是别有洞天。亮弟一行人踏入屋子后，就发现自己正置身于一个巨大的透明空间中，而空中似乎漂浮着一个个气泡球。走近看，只见每一个气泡球内都包含着一件物品，若是用手触碰，则会显示对应的物品名称。大家四处探索，竟发现了包含手电筒、头灯、登山拐杖等数十件物品。

而光顾着抬头寻找气泡球，不少小伙伴忘记了低头看路。不远处的林美佳突然"哎哟"了一声，就被脚下的异物给绊倒了。"轰隆隆……"只见一阵地动山摇，美佳的身后拔地而起了一个小山洞。

这可吓坏了本就有些胆小的美佳，于是大家纷纷向她跑过去安慰。"佳佳你还好吗？"路小仙问道。"还能走吗，需不需要我来背你？"作为团队里力量担当的刘子辉连忙说道。

"还行，我还能走。"伙伴们的到来驱散了美佳的害怕。只见她借力站起，向前指道，"快看，前面有一块石碑！刚刚我在这边探索的时候还没有，一定是和这个神秘的山洞一起出现的，说不定这上面会有我们的通关任务。"

小伙伴们来到石碑前一看，上面写着：关卡任务一：各位亲爱的小勇士，恭喜触发第一关的探险任务，你们面前的山洞称为"瞳孔山洞"，像我们眼睛的瞳孔一样，它有一个神奇的功能——可以伸缩！当我们身处昏暗的环境中时，瞳孔会散大使得进入眼内的光量增加，而当眼睛受到强光刺激时，它又会缩小来控制进入眼内的光量。那你们知道面前的这座山洞洞门的最小尺寸是多少吗？利用周围的道具进行测量吧，本轮关卡五位小勇士作为一个团队，需要将"瞳孔山洞"的最小尺寸数值填入金色答案球中，你们一共有三次作答机会哦，把握机会，期待在下一关卡与你相遇！

"原来这就是和我们眼睛内的瞳孔相似的'瞳孔山洞'呀。"林美佳感叹地摸了一下，面前马上弹出了科普文字框：虹膜——组成瞳孔

瞳孔山洞

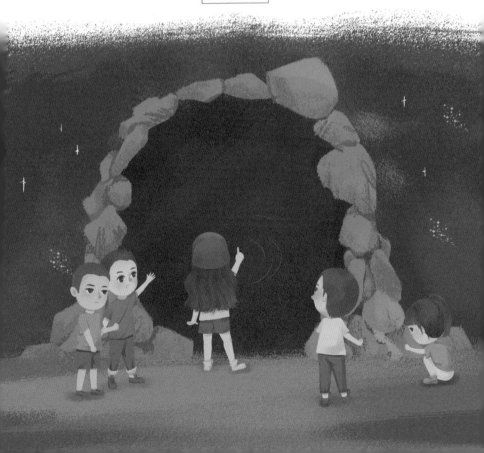

的环形薄膜，因含色素的多少与分布的不同有黑色、蓝色、灰色、棕色等多种色彩，组成了日常见到的"黑眼睛""蓝眼睛""灰眼睛""棕眼睛"等颜色各异的眼睛。

"看来，这一关的要求是让我们测量瞳孔山洞洞门的长度，但是我们要怎么才能知道它的长度呢？"路小仙说道。

"长度应该要用尺子测量吧，我们先四处寻找一下，看有没有相关的测量工具。"亮弟说道。

于是大家纷纷四散开来，认真地寻找可以使用的任务道具。不一会儿，细心的路小仙在标记为'瞳孔括约肌'的墙壁内侧，找到了一把尺子。

"快看，是不是这个？"路小仙高兴地喊道。

大家纷纷聚过来研究，"应该就是这个尺子

没错，但是问题又来了，这个门是圆形的，瞳孔的大小会随着环境而变化，那什么时候测量呢？"丁小诚发问道。

"我记得数学老师说过，圆形的物体一般是以直径或者是半径作为比较的依据。通过圆心的最长距离就是它的直径，也就是半径乘以2。但现在瞳孔在变大，我们的尺子却很短，我们要想办法让瞳孔变小，就好测量了。"路小仙说道。

"我记得猫的瞳孔在黑夜变得很大，但是在正午就能变得很小，刚刚石碑上也写了光线的强弱会影响瞳孔的伸缩，那我们是不是也可以通过光照来让它缩小呢？"刘子辉说道。

"有创意！"大家纷纷赞成这个主意。

"怎么做才能达到足够的亮度呢？"林美佳

小声地说道。

"我们肯定可以的，办法总比困难多。我们不是都有手电和头灯吗？我们把所有的手电和头灯全部集齐，一同照亮瞳孔大门，看看会发生什么？"亮弟突然灵机一动，想出了这个办法。

"赶紧试试，它要是真的变小了，我们就好量了"，路小仙说道。

"事不宜迟，我们赶紧行动起来，先把能试的办法都试试吧。"

说着，几个小伙伴纷纷行动了起来，大家惊喜地发现：当所有的光源都集中照亮瞳孔大门时，瞳孔周边沿着圆周层层叠叠的长得像面鱼儿一样的细胞开始动起来了，这些细胞收缩起来，瞳孔变小了！

"哎呀，瞳孔缩小了一半，抓紧测量吧。"

亮弟说道。

"亮弟，你真聪明！看来这次我们一定能顺利地通过近视密室。"其他小伙伴纷纷赞同地说道。

于是，大家照着亮弟的想法进行了具体的操作。

测量完成，大家再次走到了"瞳孔山洞"前的石碑处，这里有一个金色的答案球和一支笔，等待着小勇士们给出他们的答案。

"刚刚测量出来是多少呀？"

"2.5。"林美佳说道。

"那答案应该就是2.5了。"说着，刘子辉拿起笔在金色小球上写了一个数字2.5。随后，在他们的身边又响起了机械的播报语音，"五位小勇士，确认提交这个答案了吗？"

"确认！"大家都信心满满地说道。

"答案核对中……答案错误。"随着机械音对答案的判读，周遭突然传来阵阵巨响，大家发现整座屋子都在摇晃。"看！上方的屋顶坍塌出了一个大洞"，路小仙说道。

"怎么回事，是不是我们刚刚测量的时候其实没有通过圆心，所以测量的不是直径，获得了错误的答案？"刘子辉气愤地说道。

"不会吧，我感觉应该是通过了呀，要不，我们再测一次？"丁小诚提议再次测量。

虽然亮弟也觉得有些奇怪，但是似乎再核对一次也是解决问题的办法，于是大家又忙活起来。这次，换成路小仙和亮弟测量，显示测量结果依旧为 2.5。

"是不是我们答案要写文字呀，你看这个题目里也都是文字，没有出现数字的？"林美佳小声地提出了自己的意见。

"要不我们按美佳的想法再试一试？反正我们有三次答题的机会。"刘子辉提议道。

于是，他们又尝试了用文字二点五作为最终答案，但很可惜，依旧是错误答案。随着一声巨响，这次，透明空间里的部分地面也开始了坍塌。

"哎呀，这可怎么办，我们就剩最后一次回答的机会了，这次如果还答错，我们就要永久被关在这里了吗，而且现在地面也发生了坍塌，

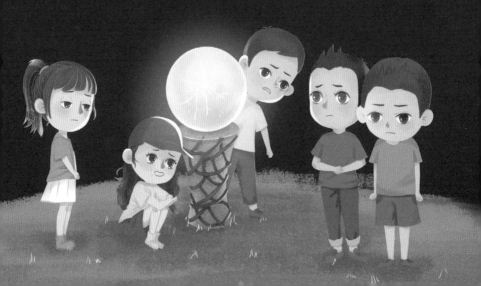

即使我们两个人组合起来，也够不到墙的一半了。呜呜呜……我们难道这么快就要挑战失败了吗？"林美佳边说边害怕地哭了起来。

"没事的，美佳，我们再好好看一下题，一定有什么东西是我们没注意到的。"亮弟和路小仙一起安慰林美佳。

于是，大家纷纷围在题目前开始分析。就当大家一筹莫展的时候，亮弟看着手中的尺子突然恍然大悟，说道："我知道了，我们的回答缺少了单位！你们看这个尺子，下方标注了它是一把毫米尺，如果仅仅填一个2.5，那么系统就会不知道我们测量出的瞳孔墙的直径到底是2.5毫米、2.5厘米还是2.5米。"

只见亮弟在金色答案球上写上了毫米的单位后，确认提交答案。随着一声悠扬的恭喜音乐，瞳孔门轰然倒塌，大家顺利地通过了第一关。

紧接着大家看到不远处缓缓地飘来了一个小气泡，上面贴着的使用说明显示这是一艘气泡船，闯关勇士们可搭乘该工具进入下一关。大家迫不及待地坐了上去，随着气泡船的行进，大家听到四周传来了水流流动的声响，环顾四周，才发现自己正身处一片流动的汪洋之中，不远处水流声聚集的地方更是可以看到数个聚集流动的瀑布，像美猴王的水帘洞一般，震撼极了。但是这些水是哪里来的，这里又是什么地方呢？仿佛是感受到闯关小勇士们的疑惑，四周响起了一阵机械的解说音："小勇士们，你们现在所处的地方正是眼睛的'后房湖泊'，像水一样清澈透明正在流动的是'房

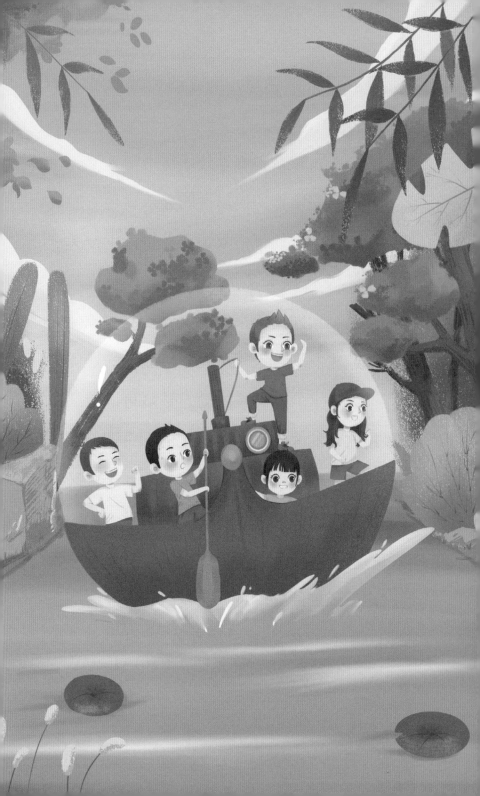

水'。房水的流动，可以向角膜、晶状体输送必要的营养成分，并将这些组织的代谢产物运走，进而维持角膜和晶状体的正常生理功能，并保持它们的透明性，是构成眼内循环十分重要的一部分。"

原来这就是重要的房水，正当大家在感叹的时候，小船悠悠向前驶去，进入了一片更加奇特的世界，映入眼帘的是一个透明的蛋壳，蛋壳的两侧被两股红色的绳子牵引悬挂着。蛋壳开始变幻着亮度，这时，一位仙女现身了，她缓缓地说道："大家好，我是第二关的出题人——晶状体精灵。"

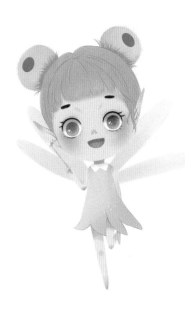

"我的问题很简单，我的小主人近视了，我每天都要消耗大量的能量来帮助他看清楚远处，我太累了，你们知道有哪些方法能让我休息一下吗？每个人找到一件任务道具拿来给我，就能进入下一关了。请注意，由于这关答案多样，每个人只有一次答题机会哦，祝大家好运。"说完，晶状体精灵消失在蛋壳深处，而蛋壳收起了亮光。

大家下了气泡船，围到了蛋壳边上，此时，蛋壳上出现了一个按铃，旁边写着提示语：找到能缓解晶状体精灵工作压力的任务道具，按响按铃，并说出咒语"精灵，精灵，这是你需要的东西吗？"如果验证通过，即可进入下一关。

"看来，这一关的通关要求就是要找到晶状体精灵需要的能缓解她疲劳的任务道具。那我们先找找这附近有什么物品吧。"整理完思路以后，亮弟指挥大家分五个方向，把能找到的物品都找回来，并约定半小时以后还在这个地方汇合。

　　　　　亲爱的读者小勇士，如果是你，
　　　　你会选择携带什么东西缓解晶状体精
　　　　灵的疲惫呢？

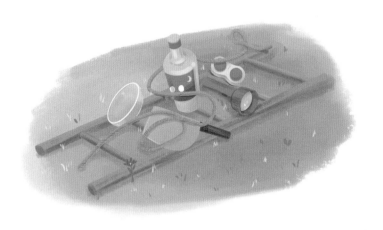

半个小时后，集合点堆出了一座物品小山，这其中有：凹透镜、凸透镜、隐形眼镜、手电筒、菜刀、阿托品滴眼液、梯子、绳子等。

亮弟、刘子辉、路小仙、丁小诚、林美佳围坐在刚刚找到的物品小山旁开始了讨论。

亮弟说："按照晶状体精灵的说法，她的主人近视了，是因为一直近距离看书看手机，让晶状体劳累过度了，如果想要让她的工作负担少一些，意味着我们需要寻找到对治疗近视有用的东西。"

"对治疗近视有好处的东西，那不就是眼镜吗？"丁小诚推了推架在鼻子上的眼镜说道，"我去年看不清楚以后，妈妈就带我去医院做了详细的检查，确诊是近视，医生就给我配了眼镜，我戴上以后，果然好了许多，可以像以前一样看清这个世界了，所以我们找出任务道具里跟眼镜有关的东西不就可以了吗？"

"话是这么说，但是我们找到的东西中没有现成的眼镜，只有镜片。你看我手中的这两片镜片，一片是中间厚边缘薄，上面标注着'凸透镜'，另外一片是中间薄边缘厚，上面标注着'凹透镜'，显然这不是同样的东西，而我们每个人这轮的答题机会只有一次，答错就会被强制停留在这关。这方面的知识我们没有学过，那我们该如何选择正确的答案呢？"路小仙拿着其中的两片镜片说道。

话音刚落，刘子辉好像突然想到了什么，一拍脑袋说道："丁小诚不是戴着眼镜吗，我们看看他的镜片长什么样不就好了吗？"说着，伸手就要去取丁小诚的眼镜。

"别别别，我自己来，如果你把我的眼镜碰坏了，我就看不清楚了。"说着，丁小诚摘下了自己的眼镜。但是他的眼镜片只有薄薄一层，并且镶嵌在眼镜的镜框中，大家怎么看也看不出到底是中间厚还是边缘厚。

"还有一个方法。"林美佳怯生生地举手说道。

"你快说呀，有什么办法说出来，没有人会笑话你的。"刘子辉着急说道。

"我想呀，丁小诚既然有近视的话，那把这两片镜片都在他眼前比一下不就好了吗，如果能缓解近视，肯定能让他看得更清楚、更舒服，如果不能缓解，他应该会看得更加不清楚，你们觉得这个方法可行吗？"林美佳说道。

"有道理，我们试试。"大家纷纷点头赞同。

但是事情没有像想象中顺利，刘子辉拿着两片镜片在丁小诚的眼前试了一下，他却说都看得不是很清楚，并且觉得头都晕晕的，没有舒服的感觉。"是不是因为这两片镜片的度数都太高了呀，医生给我配眼镜的时候说过，眼镜的度数要准确，我才能看得清晰、看得舒服。如果度数太高了或者太低了，都达不到预期的效果。你们看这两个镜片这么厚，就好像校长的眼镜一样，我听说他都有一千多度了呢，对我来说这个度数肯定是不合适的，所以我才会觉得都不清晰而且都不舒服。"在进行了一番研究以后，丁小诚说道。

"那怎么办呢，你们还有什么方法吗？"路小仙问道。

"要我说呀，丁小诚，要不然就牺牲一下你的眼镜吧，我们就拆一只镜片，拆下来以后，我们肯定能判断出来到底是边缘的部分稍微厚一些还是中间的部分稍微厚一些，然后我们再给你装回去，好吗？"刘子辉问道。

"那要是装不回去了，怎么办呀？我这副眼镜的镜框和镜片是一体化的，医生说如果镜框和镜片分离了的话，想要装回去会有些复杂。"丁小诚苦恼地说道。

于是，大家又陷入了沉默。

过了一会儿，丁小诚拿下眼镜递给了刘子辉说："那你拆一个吧，给我留一个，那样就算是装不回去了，我还有一只眼睛可以看到，为了大家能通过这个关卡，我愿意让出眼镜。"

"小诚，你太好了！"刘子辉听完，感动地

给了丁小诚一个拥抱，紧接着，他就接过了丁小诚的眼镜，并把镜片拆了下来。大家对着镜片一起研究，最后发现丁小诚的镜片是中间部分薄边缘部分厚的凹透镜。于是，他们顺利地获得了第一个正确答案——凹透镜。而我们小诚同学虽然成为了暂时的"独眼龙"，内心还是充满了助人为乐的喜悦。

然后，大家开始查看其余的物品。

"我找到一个——OK镜，我家隔壁邻居龙哥就是戴着这种眼镜矫正近视的，它应该也是正确答案。"亮弟说道，并把任务道具OK镜与凹透镜放在了一起。

30分钟过去后，大家沮丧地发现找到的能通关的正确的任务道具还是只有2个，但是探险队有5个小伙伴，只找到2个答案意味着，有三个人可能不能通过这个关卡，无法进行后续的探险，大家一时都陷入了沉默。

这时，丁小诚看了看他手心那片没办法装回去的镜片说："我就不去下一关了，论聪明我不如亮弟，论细心那还得看小仙，论力量我拼不过子辉，论想出去的迫切程度我比不上美佳，而且我现在少了一个镜片，也就少了一只清晰的'眼睛'，成了'独眼龙'，与其占着这个名额，我倒更希望能让给最有希望通关的人。虽然我暂时停留在这一关，但是只要我们之中有人能通关，大家就能一起走出迷宫。"

亮弟听完皱起了眉头说道："不行，第一个凹透镜的答案我们牺牲了你的眼镜才研究出来，你才是这个答案的最大贡献者，我们不能看着你出了这么多力还被困在这里。而且，我们五个人，一个都不能少！我们要一起走过每一关，掌握每一关的知识才行。"

"要不我们先把这两个正确答案道具给两个女生吧，我的妈妈说过男孩子要绅士一些，遇到困难要保护好女孩子，让女士优先。路小仙和林美佳你们两个拿着这两个任务道具先走，我们再找找看，说不定还有其他的任务道具藏在我们不知道的地方呢。"刘子辉说。

"这种时刻哪来的女士优先。"路小仙紧接着发言，"我妈妈说过男女是平等的，这个答案既然是大家一起找出来的，那就不存在非要让给我们女孩子的说法，这个办法我不同意，美佳你说呢？"

"其实……我同意丁小诚的说法，如果我们

再找不到其他的正确答案，那么与其让大家都被困在这里，不如把希望交给两个最有可能通关的人。一开始的时候，我是有些害怕，所以我想要尽快出去，但现在我已经适应啦，我愿意留在这关，等你们顺利通关以后来解救我。"林美佳说道。

听林美佳发言完，刘子辉赶紧表态说："那我也退出，你们都知道我的，让我搬搬东西、干干体力活是可以的，但是对于这种答题类型的迷宫我浑身的劲都使不上。让我去就是减少大家一起出去的希望，我们把这两个机会交给亮弟和路小仙吧。"

是接受大家的提议两个人先去探索下一关呢，还是继续困在这里和大家一起想办法呢，亮弟和路小仙陷入了沉思。

许久，亮弟说："少数服从多数，既然你们都是这么想的，如果小仙不是特别反对的话，这两个道具可以让我和小仙拿着，确保能进入下一个关卡。但是，我觉得我们还没有彻底失去希望，既然晶状体精灵住在眼睛里面，那我们把所有与眼睛相关的东西都找出来，挑出3个我们认为最有可能正确的物品，由你们来拿，说不定我们运气好碰上正确答案了呢，你们说可以吗？"

"好，我赞同。那我整理东边这部分的道具，刘子辉整理西边的，美佳整理南边的，丁小诚整理北边的，中间的道具就由亮弟来整理，大家觉得可以吗？"路小仙说道。

大家纷纷点头附和，然后开始了新一波的整理。

整个空间里只剩各处传来翻找物品的窸窸窣窣的声音，大家都努力克制住内心的慌张、焦虑、恐惧与不安，埋头于任务道具的寻找中。不一会儿，就从刚刚没被选择的任务道具中，筛选出了9样物品，分别是：角膜接触镜、墨镜、老花镜、防护镜、泳镜、3D眼镜、阿托品滴眼液、人工泪液和毛果芸香碱滴眼液（其中前6种都是眼镜，后面3种为眼药水）。

"或许，我们能都选到正确的物品，让大家集体过关呢？"丁小诚说道。

说着，他摘下来自己的眼镜，一副副地试戴起来（除了角膜接触镜），只是很遗憾的是，墨镜、老花镜、防护镜、泳镜、3D眼镜之中没有一副让他看得更清楚。

"我觉得，这几种眼镜都不是，因为它们不

像前面我试凹透镜和凸透镜那样，会有头晕或者其他的感觉，这几副眼镜我戴上和没戴好像根本没区别。你们试试，看和我的体验是不是一样。"于是大家轮流戴起了这几副眼镜，确实像丁小诚说的，没有变化。

"那么，我们先排除试戴的这几副眼镜，现在就剩下 4 个待排除的任务物品，再去掉一个，我们一人拿一个就好了。"亮弟说道。

"我觉得，按数学老师讲的概率来说，全是眼药水的可能性不是很大，人工泪液从名字上看似乎跟眼泪差不多，好像没有改善近视的作用。而且这个角膜接触镜和我们刚刚选择的 OK 镜长得比较像，我觉得可以尝试一下。而其他两个滴眼液，都带着药名，小诚，你之前去医院配眼镜的时候医生有给你点眼药水，或者是有让你带回家点的眼药水吗，你还记得吗？"刘子辉说道。

"我……我……记不清楚了，好像是要滴一种扩大瞳孔的药。"丁小诚有些支支吾吾起来。

"那就由刘子辉拿着角膜接触镜，我和丁小诚一人拿一种眼药水，听从命运的选择与安排好了，这样可以吗？"林美佳怯生生地问道。

"好！""可以。""我同意。""我也没意见。"大家纷纷发表了赞同的意见。

于是一阵选择以后，五个小伙伴都拿了一样任务物品在手上，亮弟拿着凹透镜，路小仙拿着角膜塑形镜，刘子辉拿着角膜接触镜，林美佳拿着阿托品滴眼液，丁小诚拿着毛果芸香碱滴眼液。

"精灵精灵，这是你需要的东西吗？"大家一起按响了蛋壳上的响铃，并向晶状体精灵问道。

"亲爱的小勇士们，智慧、勇气和运气是通关的三大秘诀，很高兴，我在你们的身上都看到了。虽然你们中有人不能进入到后续的关卡，但你们已经学会了面对问题，解决问题。"

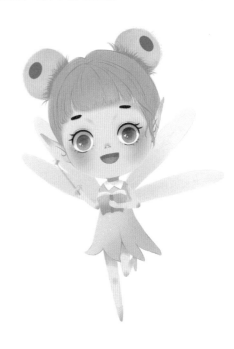

紧接着一阵风从远处袭来，小伙伴们都感觉到了一阵晕眩，再次醒来，他们已经飘落在一座黑房子中间了。亮弟、路小仙、刘子辉、林美佳都看到了彼此，却没有看到丁小诚的身影。林美佳当时就难过地哭起来。

"丁小诚，你在这里吗？"刘子辉大声地喊。

只听远远的声音传来："我还在……晶状体精灵这里……我没有事……晶状体精灵说……你们不用担心……赶紧行动，等……通关……我……就可以出去啦。"远方断断续续传来丁小诚的声音。

"我们一定会把你带出去的！你不要害怕……"几个同学眼睛里含着热泪，但都坚定了一定走出去的决心。

"我们要尽快。"林美佳的泪珠夺眶而出，决心这次一定要尽快通关。因为只有她知道，在她和丁小诚打算盲选眼药水的时候，丁小诚偷偷地将自己先拿到的那瓶阿托品滴眼液换给了她，还用笃定的语气对她说："别害怕，你一定能通关成功的，我们很快就能出去了。"林美佳心想，一定是丁小诚察觉到了她的无助与害怕，决定自己留在晶状体精灵这里。林美佳暗暗下定决心：这关一定要好好配合大家，争取发挥最大的作用。

"嘀！"熟悉的系统提示音再次出现，上方也渐渐亮起了一些小光点，慢慢地照亮了他们身处的空间。看上去，周围好像什么东西都没有，但又好像有什么透明果冻状的物质充盈在他们的四周。"亲爱的小勇士们，你们现在所在的地方为眼球内的'玻璃体'空间，向前出发，就能到达最后一道挑战关卡了，祝你们好运哦！"

"原来这里就是玻璃体。"亮弟回忆起了早上看到科普书上对眼球结构的描写。这果冻状的手感，这黏糊糊的仿佛踩在"沼泽地"上的触感，原来就是无色透明胶状体呀，亮弟心想。黏稠的透明沼泽地似乎明显影响了小伙伴们前行的速度，但想到丁小诚还等着大家闯关成功去解救，大家都纷纷加快了速度。

就在大家觉得精疲力竭的时候，面前出现了一堵墙，一张提示卡缓缓在墙上浮现："视网膜移动墙"，通关规则：春天到了，好多的花都开了，小主人最喜欢的油菜花也开了，但是现在他看不清楚面前的油菜花了，联动晶状体精灵调节视网膜移动墙把油菜花的图像调整至最清晰吧，本关每位小勇士都有三次作答机会。温馨提示大家，这是最后一关了，小勇士们，加油！

"移动？是要推这堵墙吗？看来终于有能用上我力气的时候了，哈哈哈，大家都让开，让我来大显身手。"刘子辉撸起袖子说道。只见他大步走到"视网膜移动墙"附近，"嚯"地一声大喊，用力地推了起来。他的脸随着屏气用力变成了红色，可是面前这堵墙却丝毫没有动静，于是剩下的小伙伴也赶紧上前助他一臂之力。可是不管大家怎么使劲，这面墙都屹立在那里纹丝不动……

亮弟后退了几步，发现这面墙中间有一个圆盘形的亮点。他轻轻碰触亮点，眼前弹出一个白色边框，上面写着"视盘：又称为视乳头，是视网膜上视神经汇集的部位，这个部位就像眼睛里的'黑洞'，没有可以感知光线的细胞，所以是个盲点"（见本书第 40 页）。以视盘为起点，可以看到周边有很多从这里穿出来的血管，轻触会弹出"动脉"或"静脉"等提示框及对应解释。在视盘的旁边，有一个暗黑色的圆形区域，提示框显示为"黄斑"这里的黑色区域跟视盘正好相反，有很多可以感知光线的细胞。黄斑中间有一个相对凹陷的区域，提示框显示为"中央凹"：这里是视力最敏感的区域。

"视网膜真神奇呀！"亮弟感叹道，"亮的部分看不到东西，暗的部分反而看得最清楚。看书时怎么也记不住，这下我终于能大致看懂一点了。"

看到亮弟盯着墙一个人嘀嘀咕咕起来，刘子辉心急地说道："亮弟，你在干什么呢，找到怎么移动这面墙的关键了吗？要快点通关呀，丁小诚还等着我们去解救呢！"话音刚落，远处响起林美佳的声音："我找到了，你们快来看是不是这个呀。"

于是大家纷纷都朝她所在的地方跑过去，跑近一看，果然，在她所指的地方有两个漂浮在空中的按钮，分别指向"视网膜移动墙"的前方和后方。"你们看，这两个按钮一看就很奇怪，应该是控制前后移动的开关。"林美佳说道。说完，她在向前的按钮上点了一下，接着"视网膜移动墙"开始向前移动，大家所处的空间也随之缩小，随着她的手从按钮上移开，"视网膜移动墙"也停止了移动。紧接着，空间响起了熟悉的机械声："小勇士林美佳本关答题次数减一。"

瞬间，大家喜忧参半，高兴的是找到了通关的要点，看来这一关只要点点按钮就能通过了，操作上看起来不难的样子。忧伤的是每一次移动都是一次作答机会，每个人只有3次作答机会，超过3次就会无法通关，当场石化，而林美佳刚刚的尝试无意中已经消耗掉了一次宝贵的机会。

"大家不要灰心，起码我们已经找到了移动墙体的关键，这是好事情，相信我们很快就能通过了。保险起见，我们接下来尝试的时候可以采取接龙的方式，先用掉每个人的第一次机会，只要不用到个人的第三次机会，应该不会有大问题。"亮弟说道。

"我有个问题。"路小仙示意道，"题目上说，我们要帮助小主人看到最清晰的油菜花，但是你们找到油菜花了吗？"

"哎呀，油菜花！"刘子辉一拍脑袋说道，"我差点忘记这回事儿了，光顾着着急兴奋去推墙了，忘记了题目上说目的是要让小主人看清油菜花。在那边，我刚刚看到一朵倒立模糊的黄色花朵，应该就是路小仙说的油菜花，还是她的记性好呀，嘿嘿嘿。"

"在哪里？快带我们去吧！"林美佳着急地说道。

"跟我来。"说完，刘子辉就带着大家朝另一个方向跑去，只见在"视网膜移动墙"的另一端，隐隐约约可以看到一朵油菜花的图像，只是有些模糊。看来，解题关键就是要移动

"视网膜移动墙"使得这朵油菜花变得最清晰。

理解了题目，并且找到了题目的关键，大家就有了对应的思路，开始正式闯关。

"看来这一关需要分成两队，一队留在这里观察花朵有没有变得更清晰，一队去另一端控制按钮。我觉得小仙和美佳的观察能力都很细致，能辨别出最清晰的状态，所以每队都由一个男生和一个女生组成，因为美佳刚刚使用过一次机会，我建议先留在这里观察花朵，小仙先去按钮端。我先去哪一边都没关系，子辉，你想先去哪一端？"亮弟说道。

"我力气大，我先去按钮端吧。"刘子辉说道。

"好，那你就和小仙去按钮端，然后开始和结束、往前和往后都听我们这边的指令。每一次的结束后，我和子辉或者美佳和小仙就开始互换位置，保证留在按钮端的都是剩余答题次数相对多的人。我们现在还不清楚到底应该是要往前还是往后，所以等一下我们可能需要浪费一次机会，大家尽量把握好每一次机会，让我们都能顺利闯关成功。"

说完这番话，大家都把手伸了出来，叠了一个手罗汉，"加油！加油！加油！"一阵鼓励打气以后，大家都快速地跑到自己的位置上准备。

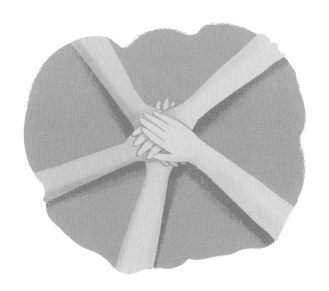

"你……们先试一试……往后面退……的按钮，我们……看一看会不会更清晰。"大大的空间里，只能听到亮弟从遥远的方向传来的声音。

"好的，那我们要……开始了……3……2……1……"

随着一阵声响，"视网膜移动墙"连带着它身后的空间往后面移去。与上次不同的是，这一次移动的速度比林美佳按的时候似乎快了很多，亮弟皱眉看着油菜花，却发现越来越模糊。

"停！"

亮弟发出了停止的指令，但过了10秒左右墙才完全停下。

"我过去和刘子辉换班，美佳你还是在这

里，下一次结束，你过来跟小仙换班。"亮弟留下交代的话语以后，朝按钮端跑去。

"刚刚是子辉按的吗？"

"对！"路小仙说道，"他把手稍微用力地放在了按钮上，看来按钮会感应按键人的平均力量，如果按的人的力气大的话，移动的速度会快很多。

"那子辉，你现在去油菜花端吧，刚刚我们发现向后退只会让油菜花越来越模糊，这次我们就向前移动。这次由小仙控制按钮，那边由美佳来观察，你来把她说的话放大音量传递给按钮端。但是注意，当你喊完停止的时候，数一下多久墙才能停下来。因为我们之间存在指令的延迟，墙移动的速度和它能完全停下来的时间也有关系，我们需要弄清每队人的配合。

"好的！"子辉接收到命令，马上往另一端跑去。

"开始！"

这次大家看到视网膜墙移动的速度明显慢于前一次。

"清晰了清晰了，是往清晰的方向进行的！"美佳高兴地说道。可正当美佳和子辉高兴没多久，却看到墙慢慢地停了下来。

"咦，我们明明没有喊停，为什么他们停下来了呢？刚好我要去和小仙换班，我去问一问。"美佳说完，就往按钮端跑去，而路小仙则往这个方向跑来。

"刚刚发生了什么吗？"刘子辉问道。

"我们发现一个人按同一个方向的时间并不是无限的，刚刚我的手一直放在上面，但是过了 20 秒以后，墙就自动停止了。可能按钮的应答时间有限制，给我的期限是 20 秒。所以这可能是一场持久的接力赛，希望我们能在机会用完前移动到位。"

接下来的几次接力，大家逐渐发现了规律，按钮对每个人的有效时间是 20 秒，但是大家的力量各有不同，所以能移动的距离不同。刘子辉因为力气大，总是能使视网膜墙移动的距离最远，而他移动的距离需要路小仙和亮弟两个人移动的距离才能勉强打平。就在向前和向后的调试中，不知不觉林美佳和刘子辉的次数率先用完。随着一阵警报铃的响起，他们俩在原地石化，不仅失去了通过这关的机会也失去了继续观察和交流的机会。

"这样下去不行，只剩你和我各一次的机会

了，现在要调整思路。下一次的移动事实上是我们最后一次双人配合机会了，如果再失去一个人的话，剩下的那个人就需要在看不见油菜花图像的情况下，根据经验预估控制按钮的时间了。但是我们现在还没有判断出最清晰的时刻具体在什么时候，这样下去我们怎么可能顺利通过这关呢，我们都会被困在这座近视密室中的。"路小仙焦急地说道。

"不要着急，我们一定会有办法的，不如我们再去好好读一下题？"亮弟说道。

于是两人又来到了"视网膜移动墙"的中心仔细地看了看题目：春天到了，好多的花都开了，小主人最喜欢的油菜花也开了，但是现在他看不清楚面前的油菜花，联动晶状体精灵调节视网膜移动墙把油菜花的图像调整至最清晰吧，马上就要通关了，小勇士们，加油！

"等等，这上面说要联动晶状体精灵，可是我们一直是自己在移动视网膜墙，怪不得我们无法过关，我们或许应该联合一下丁小诚，看看他那里相对于我们之前是不是有变化。你觉得呢？"亮弟说道。

"我也是这么觉得的。"路小仙赞同道，于是他们开始呼喊起了丁小诚。

"小诚——小诚——你能听得到吗？"

"可——以——怎么啦？"远处隐隐约约传来丁小诚的声音，但这一次声音变得清晰了一些，仿佛是他们所在的视网膜空间与小诚所在的晶状体空间的距离缩短了一样。

"你那边现在情况如何？"

"和你们走的时候差不多吧，你们走后晶状

体精灵就一直在沉睡，之前我们找出来的那些任务道具也都消失了。"

"你在那边观察一下，晶状体精灵附近相比较于我们之前在的时候，有没有什么变化，比如多出了或者少了什么东西，我们这一关目前遇到了一些麻烦可能需要你的帮忙。"

经过一段时间的等待以后，突然又断断续续地传来丁小诚的声音："找到了——在晶状体精灵身边出现了两个按钮，一个按钮上是两个相对朝外的箭头，另一个按钮上是两个相对朝内的箭头，但是我不清楚这两个按钮的作用，需要我先试一试吗？"

"根据我们目前的情况来看，答题机会不多了，答题次数非常宝贵，我们要珍惜每一次的尝试。现在听我们的指令，你先按下相对朝外箭头的按钮，我们看一下我们这边是否会发生变化。"

随着一声"好的"的声音传来，亮弟和路小仙看到油菜花的形象开始起了变化，"不对，图像越来越糊了，停！"亮弟大喊。

"丁小诚，你那边有什么变化吗？"

"晶状体精灵的身体以及她的'蛋壳空间'变得越来越胖了。"

"看来晶状体变凸起来会增加近视的幅度，所以油菜花的图像更加模糊了，现在你把手放到相对朝内箭头的按钮上，一直按着，直到我们喊停。"

"好的。"和之前一样，随着应答声的落下，亮弟和路小仙发现这次油菜花的图像总算是逐渐变得清晰，直到他们捕捉到了由模糊到清晰再到模糊之间的最清晰的点，于是紧急地喊道"停！"。

"停下了！现在如何？"

一阵沉默以后，亮弟说道："我们已经找到最清晰的点的位置了，现在你将手放在箭头相反朝外的按钮上1秒，希望我们的判断没有错误。"

这一次，丁小诚紧张的没有回答，在心中默数了十几次"1"以后，才颤抖着把手放了上去，心里念到"1"，然后马上把手拿开。

"成功了吗，还是失败了？"丁小诚着急地问道。

大约过了10秒，远方逐渐传来了亮弟的声音，"三次答题机会结束，你还能说话，能动，你说，我们是成功了还是失败了呢？"

"耶！"两个空间里响起5位小伙伴的兴奋

的声音。

熟悉的机械声再次响起："亲爱的小勇士们，你们的勇气、细心、团结、善良和智慧成功地帮助你们通过了这座近视密室。通过这次密室探险，大家实地了解了眼睛的结构，比如：虹膜、瞳孔、晶状体、视网膜……对近视也有了一个初步的认识。"

"我们了解到近视者的眼轴相比正常眼球更长，当他们看远处的物体的时候，成像在视网膜前面的位置，所以看远处物体看不清。但是，当他们看近处时，晶状体稍微少一点调节或不调节（晶状体不变凸），可以使得物体成像在视网膜上，所以近视者看得清近处，看不清楚远处。"

"说到晶状体和它的调节，又是怎么一回事呢？通过第三关5位小伙伴的联动闯关我们可以发现，对于正常的眼睛，远处物体正好成像在视网膜上，当物体移近时，物体会成像在视网膜之后，此时我们的大脑会自动感知，启动我们的晶状体变凸，进而使光线聚焦在视网膜上，这就是调节。这一过程是靠一个调节小团队里的三个部件联动实现的。这三个部件分别是环形的框、线绳和中间的透明的弹性凸透镜，对应睫状肌、悬韧带和晶状体。当看近处的时候，环形框收缩，线绳放松，弹性凸透镜变厚，变得更凸；看远处时，则环形框放松，线绳拉紧，凸透镜变薄，凸度变小。在看远和看近时，通过这样的调节变化，才能时时都看得清楚，看得舒适。

　　而如果我们长时间看近处的物体，为了能看清楚，环形的框（睫状肌）需要一直工作，

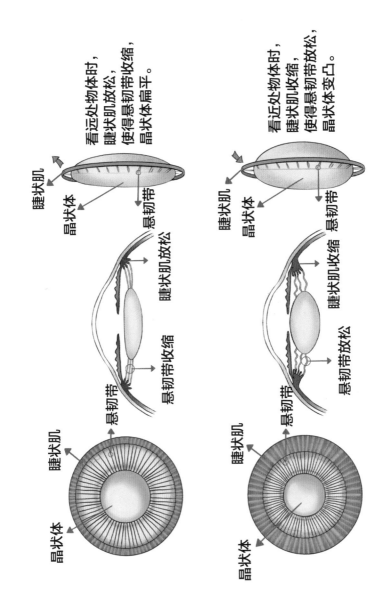

睫状肌

晶状体

悬韧带

看远处物体时，睫状肌放松，使得悬韧带收缩，晶状体扁平。

睫状肌放松

悬韧带收缩

睫状肌

悬韧带

晶状体

睫状肌

晶状体

悬韧带

看近处物体时，睫状肌收缩，使得悬韧带放松，晶状体变凸。

睫状肌收缩

悬韧带放松

睫状肌

悬韧带

晶状体

持续收缩，过度的工作负荷消耗了它的工作热情，在面对需要它工作放松自身的时候就会消极怠工，于是框、线绳和凸透镜组成的调节小分队对光线聚焦调节的能力就下降了。当我们再看远的时候，框没法灵活自如地放松自己，晶状体仍然会以凸出的形状进行光线的聚焦，进而出现在看远处的物体时，光线聚焦在视网膜前面使得我们有看东西不清楚的症状。"

"同时，这样的症状还会促使眼轴进一步增长。而正如个子长高了以后就很难再压矮下去，眼轴增长了，也很难再回到当初的长度，所以近视一旦发生就不会逆转。你想想，眼球变形了，吃什么药、采用什么神奇的手法才能够让眼球重新回到正常形状呢？是没有办法再让眼球形状回到正常的。所以，预防近视比治疗近视更重要，预防近视才是视力健康的大法宝。"

"近视了以后，该怎么办呢？通过第二关对治疗近视的通关道具的寻找，我们知道可以用凹透镜、角膜接触镜、角膜塑形镜、低浓度阿托品滴眼液来针对性地治疗近视。当然还有其他的方法，期待各位勇士在以后的生活中细心观察，做更深入的了解。"

"原来，近视密室的探索教会了我们这么多知识，真是收获满满呢。"亮弟这么想着，紧接着又是一阵天旋地转。

"你猜得没错，再次睁开眼，密室里的那个亮弟不见了，我发现自己还在家中，坐在书桌前，手上还拿着白天吕老师送的科普书，刚刚的经历熟悉而陌生，是一场梦吗，还是我真的从密室逃脱出来了呢？"亮弟陷入了沉思……

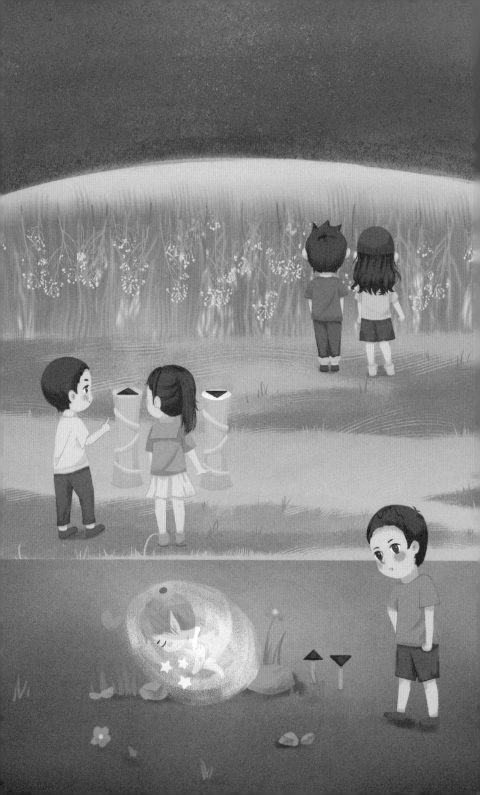

同桌小伙伴，他近视啦

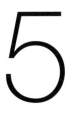

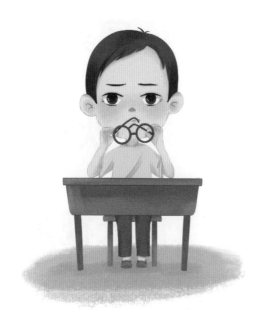

　　"刘子辉是我同桌，我们是从小到大的好兄弟。他的体育非常好，经常拿大大小小的各种运动冠军。除此之外，他还擅长一件事，那就是算数，因此有个外号叫'刘算子'，每一次的数学考试他都能拿到满分。上学期开始，在他的帮助下，我的数学成绩也逐渐有了起色。最近，数学老师把公式写在黑板上的时候，他都请我帮他抄一下，或者我完整抄好以后，放学后复制一份给他。而作为他的好兄弟，我也特别愿意帮助他。"

"嘿，等等……这个学期之前他好像都是自己弄的，怎么突然想起让我帮他抄公式呢？于是我在今天的数学课上观察了一下，只见数学老师写公式的时候，他先是眯起了他的小眼睛，又揉了揉眼睛，勉强抄了最前面的大字母，最后还是请我帮他抄一下。这个动作我怎么有点眼熟呢。"

"对了！这不是昨天吕老师演示给我们看的，一些同学因为近视看不清楚而不自觉采取的行动嘛！那么子辉是不是也因为近视看不清黑板上的字，又不好意思说，才让我帮他抄公式呢？"

下课后，亮弟赶紧拉住了子辉问道："子辉，黑板上的公式你能看得清吗？"

　　"唔，有时候我眯着眼还是能看清，就是有点累，但是不眯眼的话，感觉大部分时间看不清楚，所以这不是请你帮我抄一下嘛，你不愿意啦？"刘子辉说道。

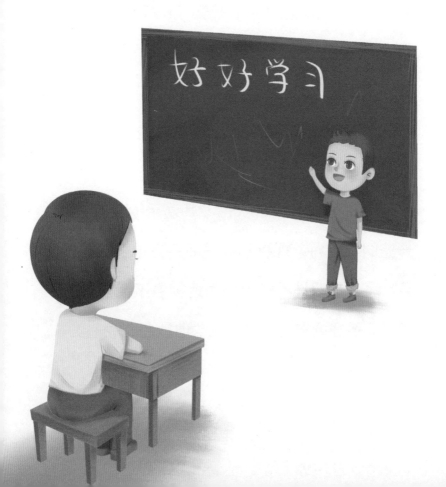

"当然不是，能帮得上你的忙我高兴还来不及，怎么会不愿意呢。只是你这样经常看不清楚是不是眼睛出了什么问题呀，会不会是昨天吕老师跟我们说的近视呀，要不我们按吕老师课上说的方法测试一下看看吗？"

"好呀，我也觉得这样好难受，如果能搞清楚就好了。"子辉说道。

于是，亮弟连忙把子辉拉到教室后排，对着黑板上方的学习标语问道："这上面的字，你能看得清楚吗？"

"唔，好像看不清，这是怎么回事呢？我记得我上个学期期末教室大扫除的时候，上面的字还都能看得清，现在看不清楚了呢！"子辉懊恼地说道。

于是，亮弟又冲到教室外，把放在门口的

易拉宝彩色通知拿进来，上面有大号字、中等大的字，还有较小的字。亮弟把通知放到3米远的地方，然后问子辉："你看看，你能看清哪些字呀？"子辉辨认了许久，亮弟发现他只能看见最大号的字，他请子辉眯起眼睛再看看，子辉能看见中等大的字，但不管怎么做，小字都看不清。但是课本上的字，他能和同学们一样看得非常清楚。

看来，子辉应该是近视了，但是这样就能下结论吗？亮弟又有点怀疑自己。

"亮弟，你在干什么！为什么把教室外面的易拉宝拿进教室里来，把早上我刚清洁过的地板都弄脏了，我要告诉老师你破坏教室清洁！"突然一阵尖锐的女声响起，原来是纪律委员金姗姗发现了亮弟的"所作所为"，发出了抗议。

这下可糟了，金姗姗是全校有名的大嗓门，只要她的嗓音一响，整栋楼都会知道。果不其然，5分钟后，林老师风风火火地向教室走来，并要把亮弟和金姗姗都叫去办公室。

"老师，这不关亮弟的事儿，事情都是因为我而起的。"看到林老师要把亮弟叫到办公室，刘子辉连忙站起来解释。

"是这样吗？那你一起来办公室跟我说一下吧，其他同学就暂时自习，路小仙，你来讲台上监督一下大家。"林老师布置道。

办公室内，林老师问道："刚刚发生了什么事情呀，我怎么听见金姗姗说有人要故意破坏教室的整洁呢？金姗姗，你先来说一下。"

"老师，是这样的，课间的时候，我看到亮弟拉着刘子辉鬼鬼祟祟地在教室里乱窜，更过分的是还把教室外面的彩色通知易拉宝拿到教室里面。我是今天的值日生，早上刚刚打扫过那个地方，结果现在被亮弟弄脏了，所以我说他故意破坏教室的整洁环境。"金姗姗委屈地说道。

"亮弟，是这样吗？"林老师又转头问亮弟。

"老师对不起，我刚刚确实把放在教室外面的易拉宝拿进教室里面来了，但是我只是一时心急。我觉得刘子辉可能近视了，想按吕老师说的方法测试一下，忘记了会弄脏教室内的地板，我等下回去就整理干净。"

"知错就改，亮弟这点做的不错，但是你弄脏的是金姗姗打扫的地板，所以你该向她道歉，而不是我，这一点你们等一下再处理。现在我们先来说一下刘子辉的事吧，你是怎么觉得他近视了呢？"林老师问。

"因为我发现他上课的时候看不清黑板上面的字，而且他看黑板的表现和吕老师说的近视的人可能会有的表现一样，于是我拿了易拉宝进来给他辨认。刘子辉站在离易拉宝 3 米以外的地方，发现只能看见最大号的字，而当他眯着眼睛的时候，能看得清中等字号的字，但小字号的字却是怎么也看不见。"

"听你这么描述，子辉确实像是近视的症状。子辉，上次你在 103 教室做了检查以后，有把记录你检测结果的二维码小纸条拿回去让你妈妈扫描吗？有显示你近视了吗？"林老师问道。

"哎呀！"子辉拍了拍头，恍然大悟道，"那个纸条在哪里来着，我完全忘记这个事情了，上次筛查完我就和丁小诚他们打球去了，我都忘记还有纸条要带回家了。"

"你现在跟我来吧，我们去 103 教室再做一次检查，像之前吕老师说的，如果出现问题，我们要早发现、早诊断、早治疗。"

于是，林老师带着子辉立刻去找了校医白老师，校医老师马上启用了 103 教室里面的机器。果然，经过测量，子辉已经出现轻度近视了，校医老师马上安排子辉去专科医院做进一步检测。林老师拿出为班上的孩子做的视力档案，在子辉这一栏，进行了登记。

眼镜

是一种有着

特别功能的

"良药"

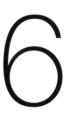

来到医院以后，医生给子辉进行了全面的视力检查以及眼健康检查，结果表明，子辉的两只眼睛都得了近视。

在医生的指导下，子辉戴上了框架眼镜。同时，医生阿姨告诉他，他现在正处于近视进

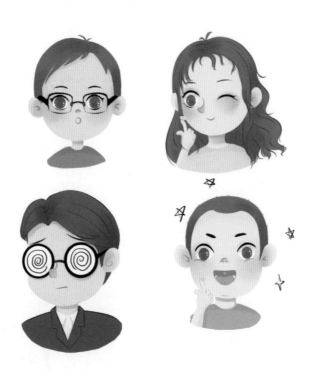

展时期，需要每隔半年来做一次眼部复查，复查的时候不仅需要关注他近视度数的变化以及眼健康参数（比如眼轴、角膜曲率等）的变化，还要同时关注他的镜片和镜架的磨损情况，并嘱咐他要好好保护好自己的眼睛，并且认真地配戴眼镜。

近视的迷妈希望不要让框架眼镜遮住她漂亮的眼睛，医生就指导她戴上了隐形眼镜，迷妈高兴极了。

亮弟问吕医生："为什么近视的人戴上眼镜就可以看清楚了呀？"

吕医生笑着说："等你上了初中，学了几何光学，就什么都清楚了。"亮弟比较迫切地想要知道原因，就缠着吕医生给他讲，吕医生耐心地问："亮弟，你还记得我之前给你讲的，

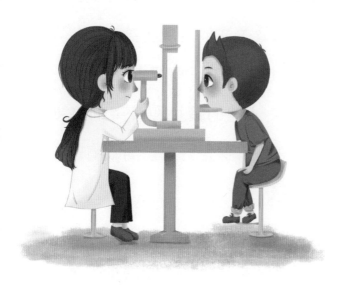

近视的原理是什么吗？"

"近视吗？"亮弟挠了挠头，沉思了一下说：
"我记得老师说，光进入正常人的眼睛以后，会
汇聚在'底片'也就是视网膜上，这样我们就能
看到清晰的像，如果光在'底片'前就汇聚了，
那就会成为近视，是这样吗？"

"是的，看来我们的小亮弟听得非常仔细，那么戴上眼镜，就相当于在原来的镜头前，再增加了一个镜头（光学透镜），它的作用是将原来的光学方向改变，让光线最终能聚焦在我们的视网膜上，这样近视的人就又能看到清晰的像了，这样说你懂了吗？"

"原来如此，也就是一个镜头不够，再加一个镜头，这个我明白了，那么为什么子辉配的眼镜和迷妈配的不一样呢？为什么子辉的眼镜是戴在鼻子上的，迷妈的是戴在眼睛里的？他们的镜片都是薄薄的，但是我们的校长戴的眼镜却是一圈一圈的，还有我听我妈妈说隔壁龙哥戴的是 OK 镜，那又是什么呢？"

吕医生听完，哈哈一笑，说道："亮弟小朋友观察得非常仔细，真是让我刮目相看。不错，他们戴的虽然都是眼镜，但种类不一样。子辉戴的是框架眼镜，这是最常见的一种矫正方法，因为它最简单，最安全，同时也很方便。而且对于正处于近视发展时期的子辉来说，他可能需要定期更换眼镜，这种情况下配戴框架眼镜就比较有优势了，因为他的镜片更换比较容易。"

"而迷妈选择的则是角膜接触镜。跟框架眼镜不同，它是直接戴在眼睛上面的，不仔细看的话是看不出来戴了眼镜的，就好像戴着一副隐形的眼镜，所以又叫做隐形眼镜。跟框架眼镜比起来，配戴接触镜眼睛更接近自然不近视的状态，并且扩大了可以看到的范围，所以戴起来看东西也会更舒服，同时因为它是隐形的，也会更美观，方便我们进行运动、旅游、摄影等活动。还有一些特殊的职业比如演员、服务行业等，都需要以一个更自然的面孔去面对大家，所以隐形眼镜也越来越受到人们的追捧，现在大约有 15% ~ 20% 的近视人群会选择接触镜作为他们的矫正方式。因为戴接触镜会有更好的视觉质量，有一些特定的近视患者，比如两只眼睛近视度数相差很大的高度近视患者，会更推荐他们选择接触镜；还有一些有特殊眼病的患者，也会优先推荐配戴接触镜进行矫正。"

"这样的话，那么接触镜不是比框架眼镜更好吗，为什么不是所有的人都配戴接触镜进行矫正呢，为什么子辉还要配戴框架眼镜呢？"

"接触镜虽然有我前面提到的种种优点，但是因为它直接接触了我们的眼睛，如果在不注意配戴安全的情况下，会给我们的眼睛造成一些损害，比如角膜损伤、角膜感染等，所以有一些人是不适合戴接触镜的。没有办法自己戴接触镜的人群，比如小孩子或生活不能自理的老人，就不适合使用。子辉就属于小孩子，等他再长大一点，有一定自理能力以后，就可以尝试一些近视防控相关的接触镜。不能保持良好卫生习惯的人群不建议使用接触镜进行矫正。因为戴接触镜的不良习惯会增加角膜感染的风险。最后是一些有全身系统性疾病的患者，不建议使用接触镜进行矫正，以免造成不必要的损害。所以虽然接触镜相较于框架眼镜轻便，但也有很大的局限性，不是所有人都适合配戴。"

"那隔壁龙哥呢？迷妈说他也近视了，但他

好像戴的是 OK 镜，我平时和他玩的时候也看不出他戴了眼镜，那他戴的也是隐形眼镜吗？"

"是的，OK 镜是角膜塑形镜，因为它的英文名称是 Orthokeratology，所以又被大家叫做 OK 镜。OK 镜是一种特别的隐形眼镜，特别之处在于它镜片中间的部分是扁平的。OK 镜需要放在眼睛的角膜上，眼睑闭合时会给 OK 镜一定的压力，这个压力通过 OK 镜的扁平镜片将角膜压平，而当角膜变平坦以后，光线进入眼球的折射角度也会被改变，最终光线就能聚焦在眼睛的视网膜上，从而达到矫正近视的目的。听到这里，聪明的你一定知道了，因为需要眼睑闭合施加一定的压力，所以 OK 镜一般都是晚上睡觉的时候佩戴。早上醒来后摘下眼镜，眼睛就可以看清楚了。"

"哇，这么神奇，只需要睡觉的时候戴，那不是比迷妈戴的隐形眼镜更方便更好吗！"

"虽然一定程度上，它可以让白天的生活更加方便自如，但是它也有缺点哦。因为角膜很有意思，它有弹性，并且还有一定的记忆功能，所以就会导致虽然 OK 镜经过一夜能将角膜中央部压平到合适的高度，但是摘掉 OK 镜以后，角膜还是会缓慢地朝原来的形状回复，白天结束以后，又恢复成近视的状态。如果想要持续地保持近视消除的状态，必须每天都戴一段时间。角膜塑形镜的保管和配戴都需要清洁卫生，因为我们的角膜很娇嫩，如果不注意卫生，配戴角膜塑形镜可能导致角膜被细菌感染，这就比较麻烦。同时，OK 镜能矫正的近视度数不是无限的，由于角膜压平的范围有限，一般建议 400 度以下的近视患者配戴 OK 镜进行矫正，超过 400 度的患者还是要用框架眼镜。所以 OK 镜不如框架眼镜安全，只能在医生指导下选用。"

"那如果满足了你前面提到的条件，比如像龙哥这样年龄超过 8 岁，可以自己戴隐形眼镜，并且度数在 400 度以下的人，是不是都能选择用 OK 镜来矫正呀？我的表哥 10 岁了，特别喜欢打球，上周他来我家玩说他的近视度数是 200 度了，现在戴着眼镜打球都不方便，那他可以来找你配 OK 镜吗？"

"这个我现在还不能回答你哦，需要他配合做相应的检查后，我才能根据检查结果做出适合他的治疗方案。而且最终能否选择 OK 镜进行矫正治疗，还有其他因素的限制，比如一些小朋友的散光很高，或者角膜很平坦，配戴角膜塑形镜的效果达不到预期；还有一些小朋友虽然能学会自己佩戴隐形眼镜，但是卫生、护理方面的意识不强，容易给眼睛带来不必要的损伤……所以还需要根据每个人自身的情况做出决定。一般情况下，近视的小朋友首选框架眼镜更安全。但是如果你的表哥有这方面的需求，欢迎随时来找我哦。"

"好的，我今天回去就打电话跟他说！吕老师，你前面说的这些眼镜是不是就是目前近视的人可以选择的所有的眼镜啦？"

"其实不是的，我上面提到的这些基本上都是单光眼镜，它的一个镜片是一个单一的度数。但实际上，还有一些特殊设计的镜片可以选择，比如双光眼镜就是一个镜片上有两个度数，并且现在有研究发现它对近视进展也有一定的延缓作用，但是因为它是由两块镜片组成的，看起来会有一些影响美观，所以暂时还不是主流选择的方式。而渐进多焦点眼镜就更复杂了，它的镜片是由无数个镜片构成的，针对一些有特殊问题，比如有内斜视的小朋友，就比较适用了。总体来说，我前面提到的是现在使用比较多的一些主流的眼镜矫正方式，随着科技的进步，会有越来越多近视防控镜片被研发出来。这其中有一种称为'周边离焦设计'的框架镜片，能在儿童和青少年的近视防控中起到一定的积极作用，但更多镜片更确切的用途还需要许许多多的医生和科学家共同的努力。"

"原来小小的眼镜背后，还有这么多科学的

问题，希望我以后也能当一名科学家，弄懂这背后的奥秘。"亮弟这样想道。

看着亮弟的眼睛在闪闪发光，吕老师猜到他一定在想自己的心事了。

吕老师语重心长地对亮弟说："无论眼镜里的学问有多复杂，你要记住两点，第一是一旦发生近视，千万别等着，一定要及时去医院配戴眼镜，改变过度用眼的不良习惯。框架眼镜等针对近视的眼镜都可以帮助你看清东西，让疲劳的眼睛得以休息，从而延缓近视的进展。如果干等着不配镜，那么眼睛的'负担'会很重，努力持续视物的过程也会加深近视。第二点更加重要，那就是同学们一定要爱惜视力，要知道我们摔倒了擦破了皮肤，是可以重新长好的，但是眼睛却不同，一旦近视了就无法逆转，再好的治疗措施都无法让视力从 0.1 恢复到 1.0。如果有人说有一种可以不吃药、不开刀就能治愈近视的方法，那一定是骗子，因为科学虽然很发达了，但是近视却是世界性难题，无论中国还是日本、美国等国家，都没有真正的办法逆转近视。假如有人向你的妈妈推荐不开刀、不吃药治愈近视的治疗方法，你和妈妈会相信吗？"

"吕老师，我一定不会相信骗子的话。妈妈从小就提醒我和哥哥，看病要去专业的医院，药不能随便吃，要听医生的嘱咐，还要仔细看说明书。别人就算是说得天花乱坠，我也不会相信的。"

"好，那我们每个人都是明亮眼睛的小卫士，好好保护我们的视力，也不受各种骗子的蛊惑。"

原来大自然中

藏着这么多

保护眼睛的

好东西啊

7

林老师经常给同学们布置作文，让大家写梦想，写将来想做什么。亮弟有时候想当航天员，去太空看一看到底有没有小王子所在的B612行星；有时候想当一名特种兵，像《特种兵学校》里的华南虎一样，做一名百发百中的狙击手；还有时候想做一名赛车手，像爸爸的偶像舒马赫一样，赛车驰骋，感受飞驰带来的自由；前段时间他还想当一名全球环保大使，为保护"地球妈妈"贡献自己的一点儿力量。

吕医生说，现在先把眼睛保护好，将来做什么都有机会。

"好的，我好好听吕医生的建议，不要让近视发生。"每当想到理想，亮弟就暗下决心，一定保护好眼睛，力争做个不近视的好少年。

亮弟忍不住又问吕医生："我该怎么做才能保护自己的眼睛，不让近视发生呢？"

吕医生说："你知道吗，最简单的秘诀就在你的身边哦，大自然就是最好的守护者。在大自然中，我们沐浴在阳光下，阳光激发了我们眼睛视网膜中的生化物质，增进眼底的血液循环，稳固了眼球的结构，'抵挡'了让近视发生的力量。"

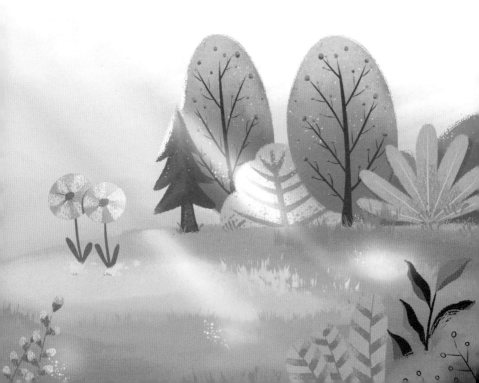

"什么是生化物质呀？"我问。

"生化物质是动物、植物和微生物在进行生长发育、新陈代谢时所形成的蛋白质和核酸等有机化合物的总称。当我们在户外活动时，接受到的平均户外照明是普通室内照明的 20 倍左右，这样的强光照射会提高视网膜多巴胺的浓度，多巴胺作为视网膜上的一种重要的生化物质，在提高视网膜功能方面会起到非常大的作用，所以对你们来说，每天能保持 2 个小时以上的户外活动是非常有好处的，对近视防控有非常大的作用。"

"原来是这样，看来老师安排我们到户外活动，是有科学研究支持的呀。"

亮弟后来把吕老师的话说给班主任林老师听，林老师说确实是这样，吕医生和她的博士研究生们做了很多研究，证明了即使多云的天气到户外活动也有效果，阳光的明暗变化可以让眼睛的调节功能得到锻炼。

"当我们持续近距离进行阅读或者工作的时候，眼睛中晶状体的曲率会随之发生变化（变得更凸了），从而使得光线能聚焦在视网膜上的中心凹上，获得清晰的成像，我们称这个过程为调节。如果在近距离学习或工作之余，抬头看看远处的高山，能适当使这个调节过程得到放松，从而使得晶状体可以休息，避免因为过度调节造成近视的发生与发展。"

"看看绿树，也可以改善我们的视疲劳。这是因为，看绿树的时候，我们也在远眺风景，放松眼睛的调节。并且有研究发现绿光的波长相对较短一些，成像在视网膜之前，适当地多看看绿色，可以使眼睛睫状肌松弛，悬韧带拉住晶状体，让晶状体变平一些，使得眼睛在一定程度上得到放松，进而减轻视疲劳，有利于近视的自然恢复。在看绿树的时候，可以一会儿看看远处的树放松调节，一会儿看看近处的树增加调节，并且在这个过程中尽量看清树叶、树枝等一系列的细节，有助于眼睛肌肉的调节训练，对防控近视也有一定的好处。"

"流动的新鲜空气，对眼睛也有好处。一些研究表明持续用眼可能会导致眼睛巩膜微环境缺氧，进而导致近视的发生与发展。而多在户外接触新鲜空气，不仅减轻眼睛的疲劳，还可能改善眼睛微环境，是非常好的防止近视度数加深的方法。"

"哇，大自然的馈赠好丰盛啊！"

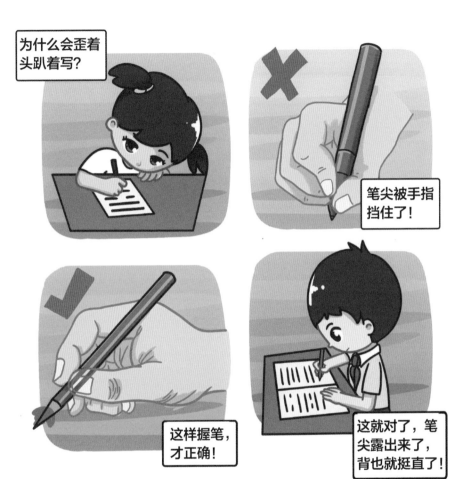

为什么会歪着头趴着写？

笔尖被手指挡住了！

这样握笔，才正确！

这就对了，笔尖露出来了，背也就挺直了！

老师，

您真好

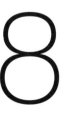

"虽然到大自然中去玩很开心，但是星期一到星期五我要上学，星期六和星期天还要上书法课、钢琴课。虽然平时放学后我可以和辉哥一起去踢会儿足球，周末一起去打一会儿篮球，但还是达不到吕老师说的每天都有 2～3 小时的户外活动，那我是不是也会像辉哥和迷妈一样近视呢？"在掰着手指头细细计算过自己每天的时间以后，亮弟对吕医生又提出了新的疑问，"如果我没有每天到大自然中去待 2～3 小时的话，我是不是也会近视呀？"

吕医生听完哈哈大笑，拍了拍亮弟的肩膀说道："这个不是绝对的，影响近视的因素包括了遗传和环境两大方面，在遗传方面，如果你的爸爸或妈妈，有病理性的高度近视，那么你变成近视，尤其是病理性高度近视的可能性就会比一般人高。如果你获得的不是近视的致病基因，而是易感基因的话，那么你虽然一开始健健康康的没有近视，但是在同等的学习强度和学习环境下，你会比其他人更加容易近视。如果你有这方面的担忧，可以去做一下相关的遗传筛查，或者问问你的爸爸妈妈家族里有没有病理性近视的人。"

"在环境方面，近视的发生可能与长时间的近距离视物工作、学习有关，比如你看书距离越近，发生近视的概率越高，而且看书时候的头位、角度等也会增加近视发生的可能性，相反，如果你有一个良好的阅读习惯，那么发生近视的概率也会下降。"

"在保护视力的因素中，除了我前面提到的户外活动延缓近视进展的方法以外，我们还

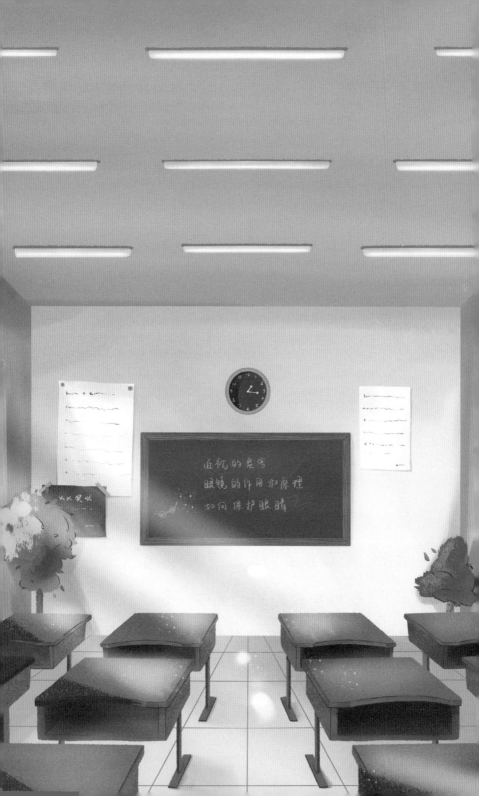

可以针对你平时看书、阅读、写作业的环境做出一定的变化和调整，我在这里先卖一个关子，等你下周一回到学校，你就会看到不一样的惊喜啦。"说完，吕医生朝亮弟狡黠一笑，并嘱咐他一个星期后再来找她谈谈"惊喜"的感受。

周一，当亮弟回到自己的教室里以后，他发现教室里的灯好像和以前不一样了，林老师说这是 LED 灯，相比较于原来的白炽灯，更加柔和、节能和环保。

他还发现，教室里的粉笔变成了粗粉笔，以及老师们的 PPT 上的字号都变得大大的，清晰易读。

"眼睛看得真舒服呀，没有以前看久了不舒服的感觉了，真好。"亮弟看着教室的新变化想道。

课间，林老师鼓励大家去活动，学校设置了不少在户外活动的设施。

课后，学校布置的作业变少了。为了鼓励大家多去户外活动，学校考核还加上了体育和体质的分数。

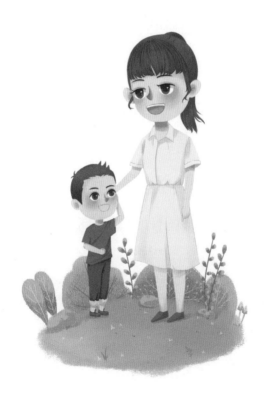

根据我们身高阶段性增长的情况，学校还调整了课桌椅的高度，而且林老师对我们的坐姿和阅读姿势进行了指导。

林老师还定期给全班同学在 103 教室测视力，给每位同学建立了视力档案。

"只要我好好地按照老师们的要求去做，就能大大降低得近视的概率。"亮弟这样想道。

亮弟大战

近视魔王

9

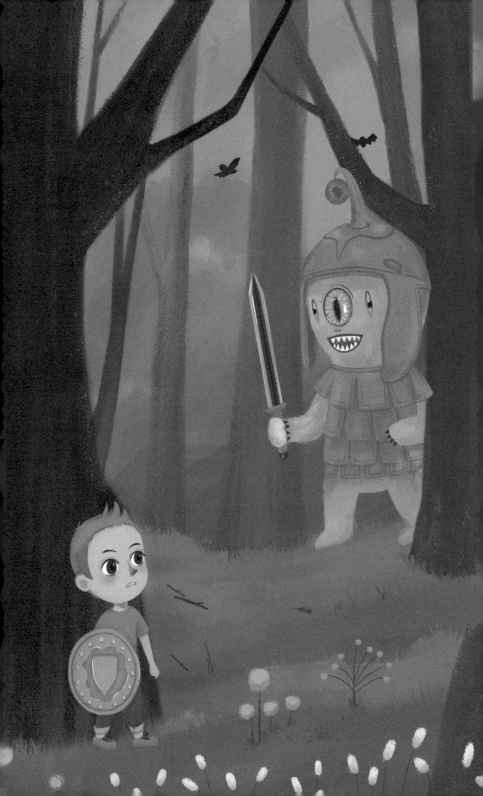

这两年的居家隔离期间，不少同学开始迷上了手机，在手机上看电影、聊天、玩游戏等。

才上了几个月网课，近视的同学就增加了不少，这可让吕医生她们很心焦。报道说，全国中小学生在这期间，新近视者增加了11.7%。哎，这可怎么办呢，亮弟坐不住了，他连线吕医生，寻求锦囊，吕医生如此这般地与亮弟讲述为何近视在这个期间如此高发，防控的对策，亮弟频频点头，并努力思考，想着想着，就进入了梦境……

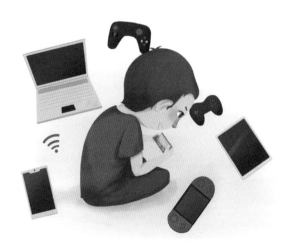

梦中，亮弟生活在明亮国的清晰市里，这个城市原本是充满欢声笑语的，最近却变得萧瑟冷清不少。因为附近沉睡千年的近视大魔王在月前苏醒，时不时会来骚扰一下城市居民，目前已经有不少居民中招，出现了近视、视疲劳等症状。

为了不被近视大魔王攻击，越来越多的人选择下班后直接回家，或者是接了孩子以后马上回家。生怕一不留神被来闲逛的近视大魔王撞见，然后受到"近视攻击"。可是这么严密的行程制订好以后，城市里近视的人数不减反增。于是，恐慌开始加大，不少担忧的家长甚至取消了小孩上学的日程，改为网课学习，自己也改为了在家办公。

迷妈也是如此，她向单位申请了在家办

公，给亮弟和哥哥申请了网课学习。以前晚饭后爸爸妈妈会带哥俩去公园里走一走，现在因为近视大魔王的出现也中断了，改为在家自由活动。今天，爸爸因为工作原因去了隔壁光明市出差，亮弟在客厅看电视的时候，发现哥哥选了离电视最近的椅子坐着。

"哥，你今天怎么坐那里一直看啊，休息一下吧。"只见哥哥揉了揉眼睛，还一直盯着电视。

"糟糕，哥哥该不会是也受到近视大魔王的攻击了吧。"亮弟焦急地去找妈妈，却看见妈妈坐在电脑前办公，手指快速敲打键盘，眼睛一刻也没有离开电脑屏幕。

难道，妈妈和哥哥，已经在无形中受到近视大魔王的攻击了吗？

虽然内心有百般疑惑，但是亮弟觉得自己

暂时也帮不上什么忙，"还是等爸爸回来问问该如何解决吧。"亮弟这么想着。

几天后，城市新闻频频出现速报，近视人数显著上升，不少人甚至发展成了高度近视，看不清眼前的物品、甚至看不清脚下要走的路，给生活带来了极大的不便。不少人因此紧急去往医院就诊，验配眼镜，导致眼镜数量供不应求。同时因为害怕随时出现的近视大魔王的攻击，不少医院眼科门诊停止诊疗，眼镜供应商暂时停止供货，城市陷入了更大的近视恐慌。由于此前清晰市没有出现过类似的事情，大家都不知道近视大魔王的弱点是什么，派出的先锋护卫队也相继在和近视大魔王的交手中中招，回来都成了"手机迷""电脑痴"。越来越多的人变成近视，越来越多的人近视度数突增，甚至变成高度近视，不少人还变成病理性近视，还有个别人失明了，再也看不到蓝天白云和小桥流水！

更加可怕的是，部分中招的人像着了魔一样涌向魔王城堡去寻找近视的解药，有的带上全部的财产去贡献给大魔王，却有去无回。

忧郁的气氛压在人们的心头，灰色的乌云笼罩住了这座城市。

一天，市里的一位百岁老者给市长热线打来了电话，说起了一个流传了千年的传说。传说在城市东南方向的"迷雾森林"中，有一位无所不能的仙子，只有正义、善良，并且怀有急切愿望的人才能找到她，接受她的考验以后，仙子可以实现对方的一个愿望。但这千百年之中，很少有人能通过她的考验，于是，越来越多的人怀疑起这个传说的真实性，再加上"迷雾森林"中常年烟雾缭绕，林中的道路偏僻而陡峭，在林中迷路丧命的案件也常有报道。

经过一番讨论以后，市长决定采纳这个传说里的办法。但是，派谁去呢？这又成了一个大问题。这项任务充满风险和不确定性，要跨越迷雾森林重重的障碍，还要警惕随时可能出现的近视大魔王的身影。市长为此陷入苦恼……

另一边，在亮弟家，情况也变得越来越不好。随着清晰市遭受了严重的近视恐慌，隔壁的光明市也做出了紧急调整，取消了去往清晰市的航班线路、游船、高铁，暂时封闭了两市之间的通道。于是，难题出现了，等亮爸完成了出差任务以后，他暂时回不去了。更让人头疼的是，迷妈和哥哥的症状越来越重了。一次做饭时，迷妈因为看不清菜刀与菜之间的具体位置，不慎切伤了手，于是一家人只能转而靠速食微波食品解决温饱问题。哥哥上网课时眼睛与电脑的距离也从一开始的半米（50厘米），变成了30厘米，然后是10厘米，甚至现在需要贴到电脑前才能看清楚字了，这也越来越打击哥哥的学习兴趣，甚至产生了逃避学习的想法和举动。

更有甚者，随着近视人数的增加，近视大魔王还把他的攻击朝向年幼的小孩子，他们也开始出现近视。

就这样，思考着第二天行程的亮弟，沉沉睡去。在梦中，他看见了近视大魔王的身影，大魔王戴着厚厚的头盔，像一个蛊惑人心的魔

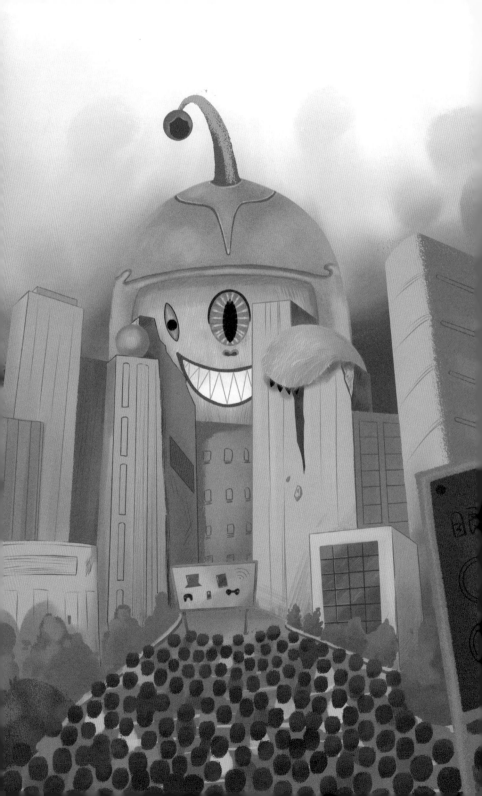

咒，好像看久了就会受到他的蛊惑，受到近视攻击，最后成为他的傀儡、他的子民，而在他的脚下，已经有许许多多受到蛊惑的市民了。亮弟揉了揉眼睛，仔细地观察这些被近视大魔王盯上并受到近视攻击的人都在做什么：他们的手中都拿着电脑、手机或是平板电脑等物品，蜷缩在各自狭小的房间，一动不动地盯着手中的物品看，不走动、不外出，甚至连眨眼都很少。亮弟还想再看仔细一点儿的时候，只见近视大魔王向他走来，用充满蛊惑的声音对他说："这位小弟弟，你喜欢看什么呢？是《小猪佩奇》《海绵宝宝》《名侦探柯南》《秦时明月》《斗罗大陆》还是《刺客伍六七》呢？我这里什么都有，可以让你一次性看个够，只要你乖乖听话，我就能满足你随时随地看动画片的愿望，好不好呀？"话语间，只见近视大魔王越走越近，亮弟心中恐惧万分，大喊一声，"我什么都不喜欢，我喜欢大自然，喜欢阳光，喜欢绿树，喜欢和小伙伴们在户外踢足球、打篮球，我不喜欢你，你快走开呀！啊啊啊……"

一声惊呼以后，亮弟从睡梦中惊醒，发现自己依旧躺在自己的小床上，没有近视大魔王的身影，也没有"中招"的近视市民的身影，窗外阳光普照，太阳公公已经勤快地上班了，看来新的一天已经到来，而昨晚的恐怖经历只是一场梦罢了。

"亮亮，怎么了，刚刚发生了什么事情，你怎么大叫起来了。"只见妈妈听到亮弟的呼喊以后，紧急地跑到亮弟的房间询问。

"没事妈妈，我做了一个噩梦。"

"什么噩梦呢，能说给妈妈听听吗？"

"我梦见了近视大魔王出现在我的面前，他的身下还有许多被他蛊惑的市民，都中了他的近视攻击，他要来蛊惑我，我感到害怕，于是大喊着逃跑，然后我就醒了。"说完，亮弟抱住了妈妈，"妈妈，我有些害怕，你说我们的城市会发展成为我梦里的那个样子吗，所有人都臣服在近视大魔王的脚下，而我们的家园也不复存在，变成了另一座近视大魔王的城堡。"

听完这番话，迷妈心疼地拍了拍亮弟的后背，轻声说道："亮亮不要担心，不要害怕。不会的，听说政府已经向许多医生和科学家发出了请求，这些医生和科学家已经针对受到近视大魔王攻击的患者展开了研究，而且已经有了一定的成果，妈妈相信用不了多久，我们的城市近视发病率就会得到控制。"

听完迷妈的话，亮弟的内心稍微平静了一些。听说现在因为管制，没有外卖叔叔了，为了避免饿肚子，亮弟想今天去小区里的 24 小时超市看一看，买一些食物回来。迷妈有些不放心，但想想自己实在看不清楚，就把导航手表交给亮弟带上，以防万一。

亮弟走到临时组建的自助食品站，排队购物。刚出食品站没多久，一阵地动山摇的摇晃感突然就袭来了。只听有人大喊一声："近视大魔王来了，大家快跑呀！"于是，刚刚还井然有序的市民们霎时乱作一团，向各个方向逃窜。亮弟也是拔腿就跑，并且凭借着自己的娇小身体，以及平时踢足球时训练出来的敏捷身手，避开了人流，快步往家中跑去。可是没想到，近视大魔王在袭击之前悄悄破坏了附近的道路，亮弟回家的路也被破坏，根本回不去！

正在亮弟六神无主，不知该怎么办的时候，他瞥见自己的导航手表指引着他跑向东南方向，身后的近视大魔王正在步步紧逼，不少

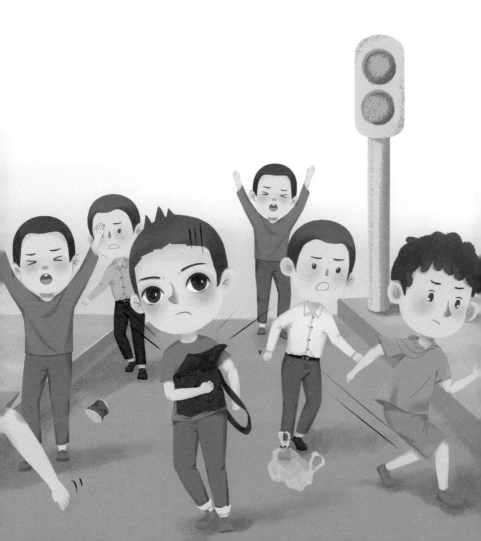

人都受到了攻击，慌乱中，亮弟跟随着导航的指引，快速往城市的东南方向跑去。奔跑中，亮弟的脑中一片空白，一门心思地往前奔跑。等亮弟回过神来以后，却发现，自己已处于一片森林之中。

"这里是哪儿呢？"亮弟低头看了看自己的导航手表，发现进入这片森林以后，导航就追踪不到他的位置了，而手机也处于信号中断的状态。这意味着，他，失联了。恐惧和慌张向他袭来，亮弟逐渐感到了不安。但就在这时候，曾经和爸爸去户外野营时候爸爸的叮嘱涌上心头："遇到事情不要慌张，要沉着，要冷静。我们清晰市，东面和南面环绕着群山，北面和西面接壤着大海，在城市的东南方向是一片迷雾森林，这片森林虽然烟雾缭绕，但据卫星探测显示，不是很大。虽然很容易在森林中迷失方向导致走不出去，但找准了方向也是有探险家穿越过的，辨别不清楚方向的时候，还记得爸爸教你的北斗七星定位法吗，找准方向，不管在哪里，都不会被困住，我的小亮弟，你记住了吗？"

迷雾森林，北斗七星……爸爸的教导涌上心头，亮弟稳了稳心神，确认四周暂时是安全的以后，找了一处地方坐下来思考了起来……

"虽然导航手表在森林里面失去了作用，但是如果妈妈一直在关注我的位置的话，应该能关注到我向迷雾森林跑去，近视大魔王的袭击也肯定会出新闻速报，这种情况下妈妈应该会报警让救援队来找我，而且我的身上还有刚买的食物，那我只要在这里等着救援队的叔叔找到我就好了。天黑以后，如果有星星的话，我就用爸爸教我的方法辨认一下方向，明天天亮以后，如果还没有救援队的叔叔进来的话，我就试着往森林的边缘走一走，靠近森林边缘一点儿，手机就能有信号了，到时候我再给妈妈报一个平安，导航手表的定位也能被重新启用。"这样想着，亮弟冷静了下来，开始感觉有点饿了，于是卸下身上背着的包裹，开始边吃东西边等待。

"叽叽喳喳……"不远处飞来了一只白色的小鸟，小鸟有着洁白的羽毛，和七彩的尾巴，看起来美极了。只见小鸟在亮弟身边盘旋了一下，猛地一个俯冲夹起了亮弟放在脚边的包裹。神奇的是，那么小的小鸟却能夹起亮弟沉重的包裹开始飞翔。

"这是怎么回事，小鸟，你要带着我的食物去哪里？这是支撑我生活下去的最后的食物了，我还要带着它回去见妈妈和哥哥呢！你快还给我呀。"亮弟追着小鸟跑了起来。

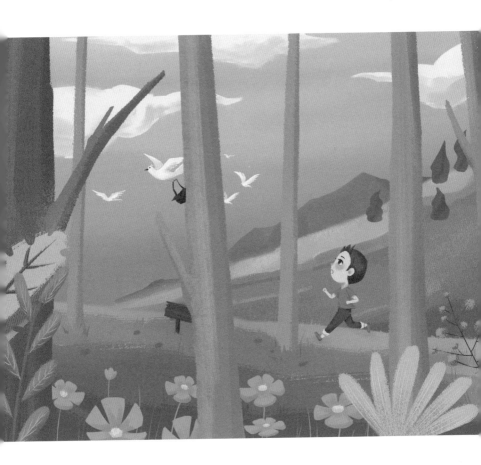

可是不管他怎么努力，他跟小鸟的距离始终不远不近，每当他觉得自己要追上小白鸟的时候，就会发现小白鸟一个加速就拉开了距离，而当他想要放弃的时候，又觉得他们之间的距离突然变近了。于是就在这样的拉锯追赶中，小白鸟飞到了一座小木屋前，停下了脚步，并把亮弟的食物放在了小木屋的门前，咚咚咚地啄了门把手三下。

紧接着，关闭的木门吱呀一声打开了，里面颤颤悠悠地走出来了一位老婆婆，老婆婆穿着红色的裙子，拄着一根七彩的拐杖，微笑着出来。

"小白，你又带了客人来吗？"只见她对着小白鸟说道，并且从手中拿出了食物，喂给小白鸟。做完这些事情之后，她转身面对亮弟和善地说道："小客人，你好呀，我是住在森林里的愿望婆婆，我看你紧皱着眉头，是有什么烦心事吗？我看现在天色正好，微风和煦，要坐下来和我说说吗？"

面前的这位婆婆很慈祥，让亮弟想起自己的奶奶，看到她没有一丝不安，猜想她可能一点都不知道近视大魔王的事情。千万要提醒她，不然要是让近视大魔王闯到这里来，让老婆婆患上病理性近视可就麻烦了。想到这里，亮弟赶紧与婆婆说了最近发生在清晰市的事情，并提醒她千万要注意。

听完以后，只见婆婆皱了下眉头，说道："小近视又出来骚扰大家了吗，这次还弄出了这么大阵仗，真是让人头痛。婆婆问问你，你的妈妈和哥哥是不是整天坐在电脑前或手机前啊？""是不是还老躲在暗处看或躺在沙发上看啊？""是不是什么地方都不想去，对大自然和户外活动都不感兴趣了呀？"婆婆连问了几个问题，亮弟频频点头称是。

婆婆听完若有所思，说道："小朋友，这样听下来，确实是近视大魔王最近出来活动，使用魔法，让人们迷上电子产品，迷上近距离，躺着看东西。来，我这里有一份护眼的秘籍。"

婆婆说完以后，从衣服的口袋中掏出了一个七彩的锦囊递给亮弟，亮弟接过以后连忙说了谢谢，并且打开了锦囊拿出了里面的东西。原来里面装的是一本小册子，每一页都记载着一句护眼口诀以及相关的知识图画。

"亮弟，光有秘籍文本还不能赶走'近视魔王'，只有照着秘籍做，才能让'魔王'害怕而逃跑，这个任务你能完成吗？"

"我能！"亮弟大声地说道。

"好，那么接下来就看你的了！"只见婆婆用力地将七彩拐杖向地上砸去，"砰"的一声，激起了七彩的光波，光波迅速向外蔓延，很快

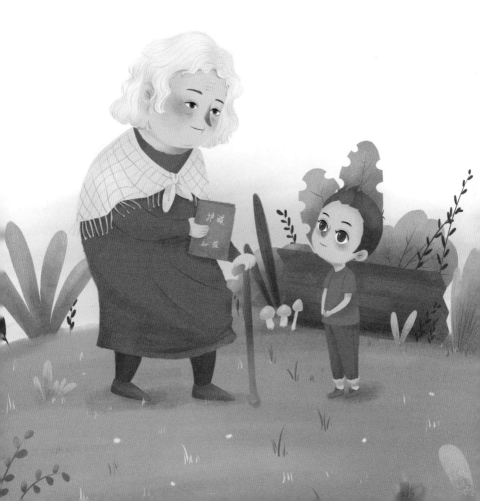

便看不到尽头，而头顶上方开始陆陆续续地出现很多的小白鸟，它们渐渐聚集在一起，像训练有序的卫兵不断地变换着队形，终于排成了一个"眼睛"的形状，并向森林外飞去。而伴随着一阵晕眩感的袭来，亮弟只觉得眼前一黑，再次睁开眼的时候，发现自己正身处一间办公室内，手里捧着一本《护眼十大要诀》。

此刻正在为解决近视危机而焦头烂额的市长叔叔以一种惊异的目光看向他，说道："这位小朋友，请问，你是怎么突然出现在我面前的呢？"

"市长叔叔，我叫林亮，说来有些离奇，但是我刚刚在迷雾森林中遇见了一位愿望婆婆，她给了我一本可以打败近视大魔王的秘籍——《护眼十大要诀》，您看就是这个。"亮弟暂时把自己的奇特经历放一边，长话短说，急着把手册递给市长叔叔。

市长叔叔快速翻阅了下，喜出望外："我们正找它呢！就是它！就是它！小朋友，你帮了我大忙，不，你是帮了我们整个清晰市居民眼健康的大忙了。"紧接着市长叔叔连忙召集大伙儿布置工作。

一小时后，清晰市的各大媒体开始争相报道有关护眼的正确小知识，电视屏幕上循环播放《护眼十大要诀》，无人驾驶的定向小飞机挨家挨户将护眼科普小知识贴在窗台透明玻璃上。在大家的共同努力下，近视大魔王被打败了！

市长叔叔亲自开车送亮弟回家，一路上听着亮弟有声有色地描述着他奇特且有趣的历险经历。

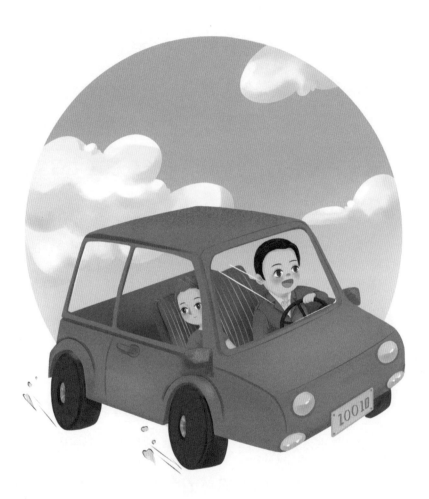

清晨，一缕阳光照进亮弟的小卧房，他揉揉眼睛起身，感觉自己好像刚刚从一个长长的梦境世界回来。走到窗前，发现窗台玻璃上贴着一张"护眼十大要诀"：

- 眼、鼻、口、手要管住，严防病毒来侵入
- 体育锻炼要保证，沐浴阳光不耽误
- 正确姿势要坚持，"三一"要点要记住
- 纸质读物要选好，字体大小要适度
- 采光照明要注意，台灯位置须关注
- 线上学习要大屏，安全距离把眼护
- 视屏时间要节制，家长一起来督促
- 饮食营养要均衡，睡眠时间要充足
- 视力检测要重视，健康档案留记录
- 防控方法要科学，迷信广告把病误

亮弟朝楼下看看，朝隔壁看看，发现了许多变化：很多孩子在楼下空地上玩耍，不少家长带着小孩儿在阳光下逗着、笑着、跑着；隔壁哥哥放下书本，站阳台上不停地朝远处眺望。

亮弟同往常一样吃好早餐整理好衣物，背着书包朝学校方向走去。走着走着，看到公共车站增加了几幅漂亮的海报，海报上有几位可爱的孩子，充满激情地向往着航空，向往着足球冠军，向往科技农业，向往着现代军事保家卫国，上面有非常震撼人心的大字：远离近视，离梦想更近。走着，走着，看到大超市门口的广告视屏上滚动播放"护眼十大要诀"，伴随着与护眼要诀配套的科学学习和健康生活的画面，还有眼睛如何成像的科学知识等，好熟悉的画面，亮弟想着。

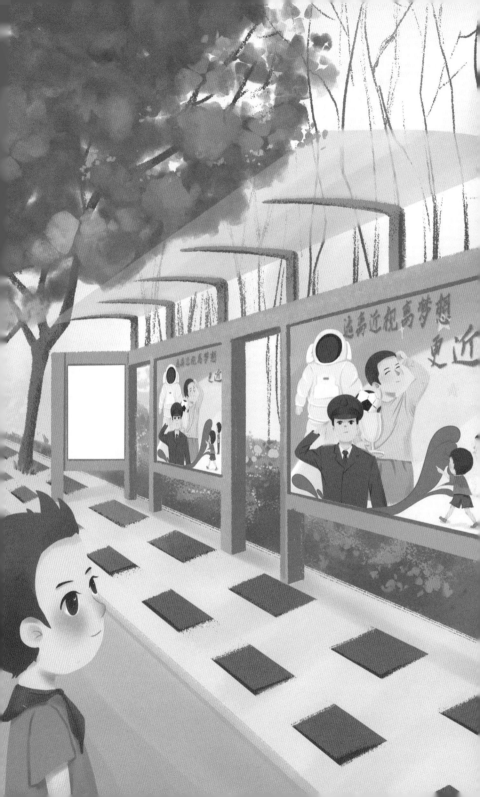

亮弟胸中猛然间充满了自豪感和责任感，急不可待地想告诉小伙伴们，如何保护眼睛、如何防控近视、如何为自己和大家的眼健康努力学习。

亮弟耸了耸肩膀，整了整书包带，小英雄般昂首挺胸，大踏步地朝学校走去……

小伙伴们的

护眼

十大要诀

10

· **眼、鼻、口、手要管住，严防病毒来侵入**

注意手卫生，勤洗手，不要用脏手揉眼睛。

· **体育锻炼要保证，沐浴阳光不耽误**

每天保证 2 个小时以上的户外体育活动，课间不要待在教室内，要到楼外活动、沐浴自然光线。

· **正确姿势要坚持，"三一"要点要记住**

阅读书写时桌椅高度要合适，做到书本离眼睛一尺、胸口离桌一拳、握笔手指离笔尖一寸。不要躺在床上或沙发上学习。

· **纸质读物要选好，字体大小要适度**

纸质阅读材料的字体不宜过小，材质尽量不要有反光，保证阅读舒适。

· **采光照明要注意，台灯位置须关注**

阅读书写时要保证充足的光照亮度。光线

不足时，可通过台灯辅助照明，台灯要摆放在写字手的对侧前方，不要让手部投下阴影遮住课本或作业本的阅读页面。

·线上学习要大屏，安全距离把眼护

视屏学习少用手机，尽量选择屏幕较大、分辨率较高的电子产品，亮度根据环境进行调整。观看电视或投影仪时，眼睛要距离屏幕3米以上；使用电脑时，眼睛距离屏幕应不少于50厘米。

·视屏时间要节制，家长一起来督促

每天视屏的时间要严格控制，年纪越小时间越短。视屏时要遵循"20—20—20"法则，即观看电子屏幕20分钟后，要抬头远眺20

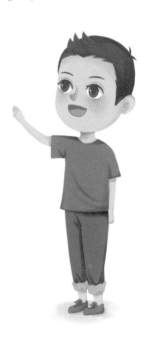

英尺外（6 米）20 秒钟以上。

·饮食营养要均衡，睡眠时间要充足

每天保证充足睡眠时间，小学生 10 小时，初中生 9 小时，高中生 8 小时。假期要避免暴饮暴食，饮食注意营养均衡，多吃水果蔬菜，少吃零食和油炸食品。

·视力检测要重视，健康档案留记录

时时关注自己的眼健康，如有视物模糊等现象要及时进行视力检查，建立自己的视觉健康档案。在家也可通过对数视力表进行自我检测，做到早发现、早预防、早治疗。

·防控方法要科学，迷信广告把病误

近视不能治愈，虽然有激光手术的方法可以让人恢复视力，但现在全世界都没有办法不开刀就治愈近视。一旦近视，务必到正规的医疗机构就诊，并进行科学配镜。切不可病急乱投医，迷信不良商家所吹嘘的近视可治愈的虚假广告。

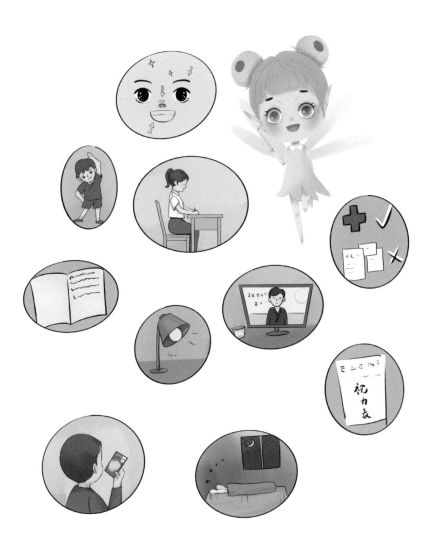

图书在版编目（CIP）数据

神秘的103教室：跟孩子谈预防近视 / 吕帆，瞿佳
著 . 一北京：人民卫生出版社，2022.4（2022.9重印）
ISBN 978-7-117-32883-8

I.①神… Ⅱ.①吕… ②瞿… Ⅲ.①近视－防治－
少儿读物 Ⅳ.①R778.1-49

中国版本图书馆CIP数据核字（2022）第030115号

神秘的103教室：跟孩子谈预防近视

Shenmi de 103 Jiaoshi: Gen Haizi Tan Yufang Jinshi

著　　者	吕 帆 瞿 佳
出版发行	人民卫生出版社（中继线 010-59780011）
地　　址	北京市朝阳区潘家园南里19号
邮　　编	100021
印　　刷	北京华联印刷有限公司
经　　销	新华书店
开　　本	889×1194　1/32　　印张:6.5
字　　数	62千字
版　　次	2022年4月第1版
印　　次	2022年9月第2次印刷
标准书号	ISBN 978-7-117-32883-8
定　　价	68.00元

E - mail　　pmph @ pmph.com
购书热线　　010-59787592　010-59787584　010-65264830
打击盗版举报电话:010-59787491　E-mail:WQ @ pmph.com
质量问题联系电话:010-59787234　E-mail:zhiliang @ pmph.com
数字融合服务电话:4001118166　E-mail:zengzhi @ pmph.com